心がどんどんラクになる

がんばらない練習帳

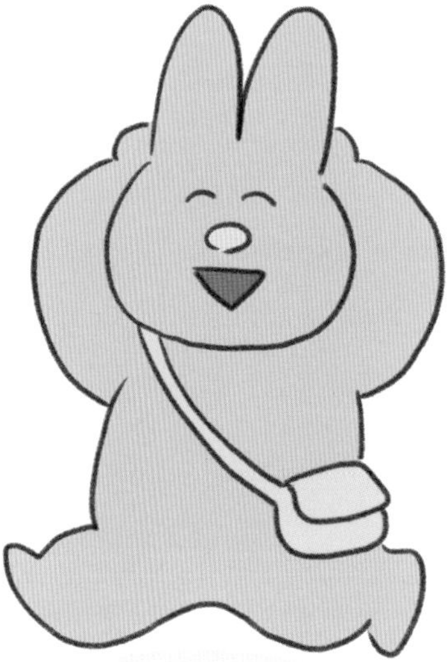

著者 なおにゃん
監修 鹿目将至 精神科医

永岡書店

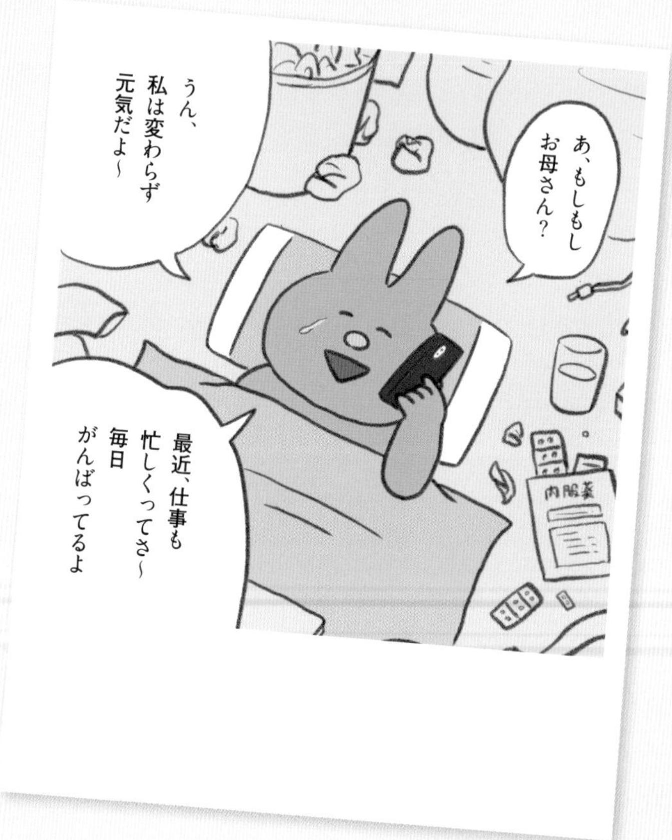
あ、もしもしお母さん？
うん、私は変わらず元気だよ～
最近、仕事も忙しくってさ～毎日がんばってるよ
内服薬

ちょっと
がんばりすぎた

はじめに

はじめましての人も、そうでない人も、こんにちは。
なおにゃんと申します。
数ある本の中から、この本を手に取ってくださり
ありがとうございます。

この本は、うつ経験を経た自分が、
今だからこそいえる病まないコツをまとめました。
それは「がんばらない」ということです。

少しだけ、自分のことをお話しさせてください。

自分は幼少期のころから、無理をして
がんばり続ける毎日を送ってきたように思います。

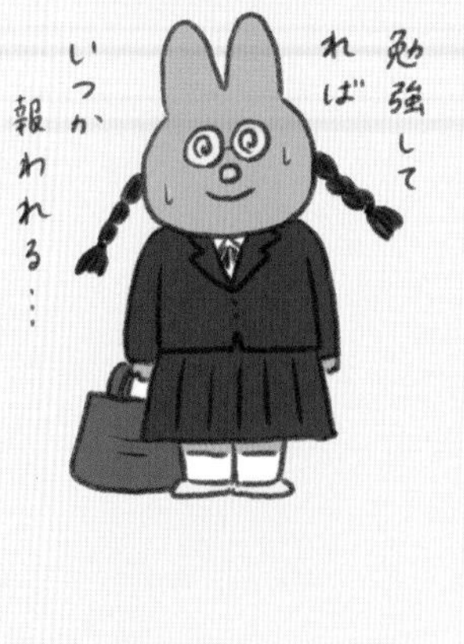
勉強して
れば
いつか
報われる…

勉強ができれば人が寄ってくると
ひたすら勉学にはげむガリ勉時代。
コミュ障なのに友達を作ろうと奮闘した
大学時代。

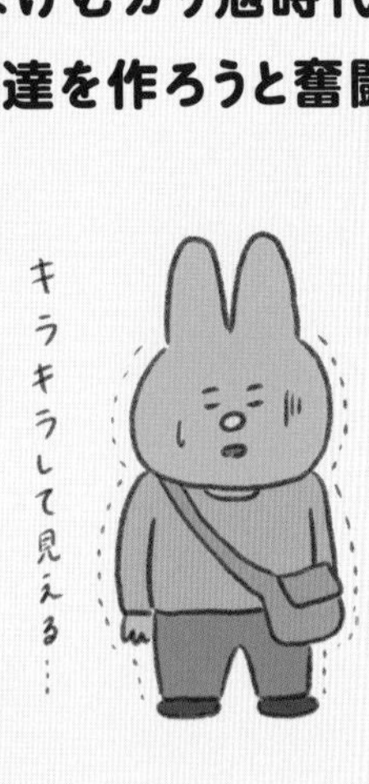
まわりが
キラキラして見える…

意識高い系の会社に就職してしまい、
会社の雰囲気に自分を無理やり合わせようともがいた
サラリーマン時代。

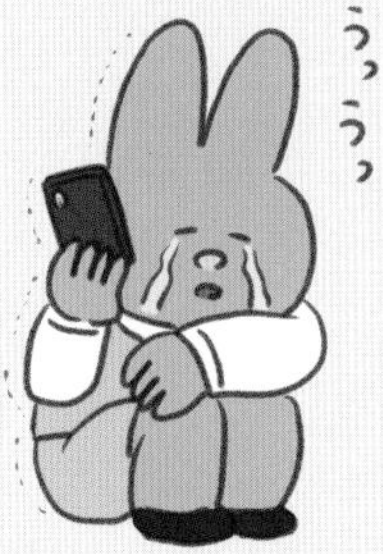
うっうっ

自分の足に靴を合わせるのではなく、
靴に足を合わせようとがんばるような
日々でした。

そしてうつになり、今にいたります。
一時は体が鉛のように重くなり、
寝たきりの生活を送っていましたが
おかげさまで少しずつ
回復しては戻ったりを繰り返しながら
なんとか生きています。

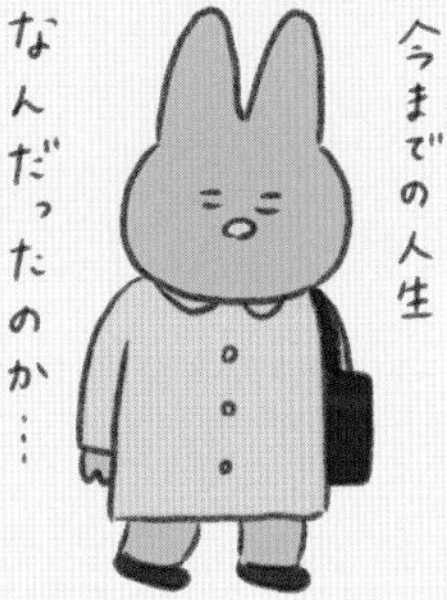
今までの人生
なんだったのか…

そんな私が、過去の自分に一番、伝えたいこと。
それは……

自分が
不幸せになるような
努力をしない！

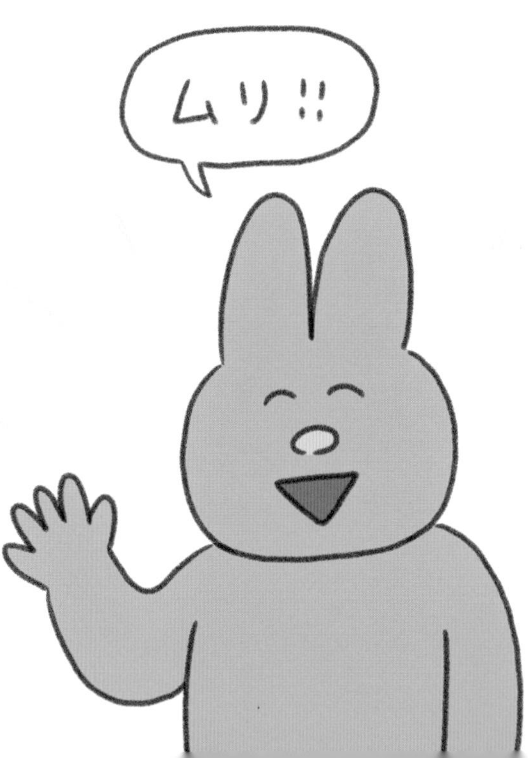

自分はダメな人間で努力が足りない。
人に嫌われたくない。

そう思って、自分を奮い立たせていた過去。
でも、そうがんばればがんばるほど、
うつがひどくなっていきました。
今も気をつけないと、すぐにうつがひどくなるような
無理をしてしまいます。
だからこそ、「あ！ このがんばり方はやめたほうが、
心がラクになるな！」
と気がついたことを忘れないようにまとめました。

SNSを見ていると、自分と同じようにがんばりすぎて
心が疲れてしまっている人がたくさんいるように思います。
本書が、自分を含めたみなさんの心に
すっとお休みを届けることができたらうれしいです。

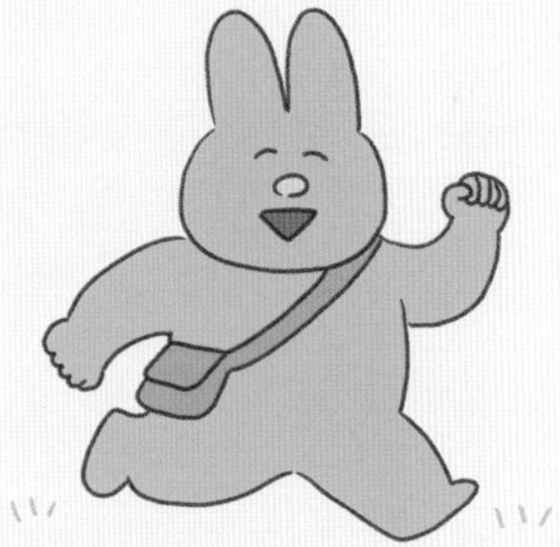

がんばらない練習帳　目次

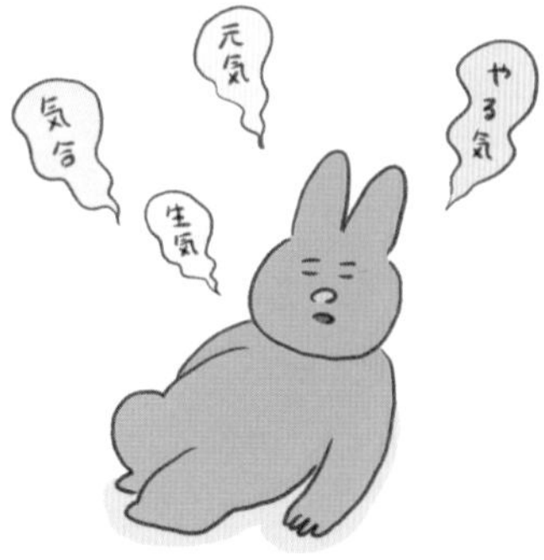

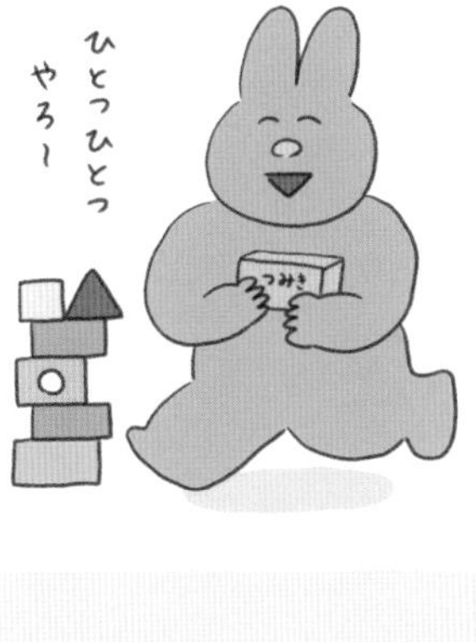

ひとつひとつ
やろ〜
つみき

どんどん心が
ラクになる！

本書の特徴

心がラクになるよう、
こんなことを
工夫してみたよ。

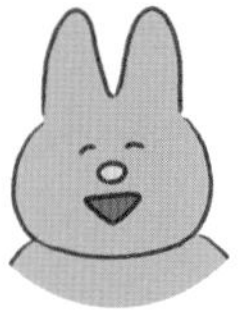

用紙

目が疲れないように、
優しい紙の色にしたよ。

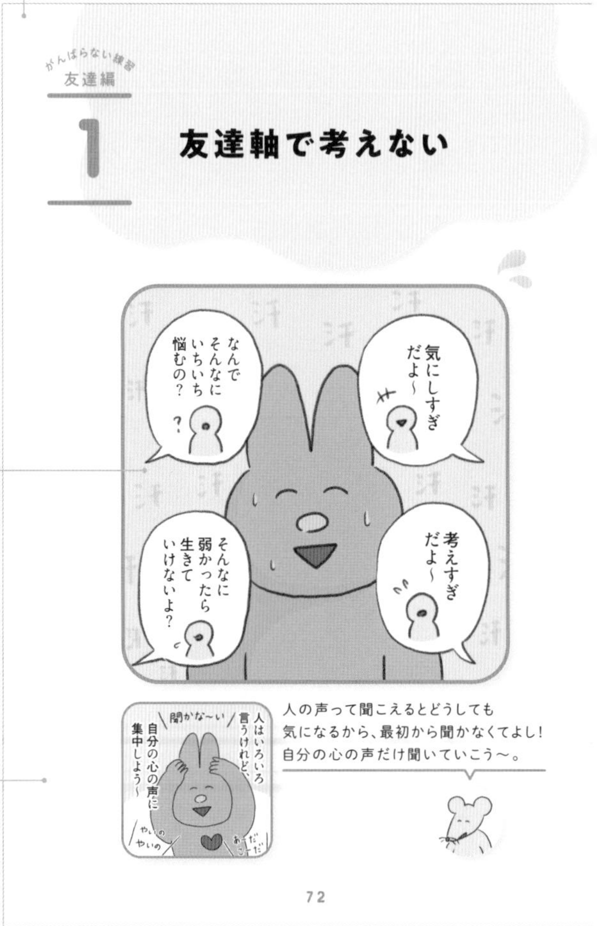

がんばらない練習
友達編
1
友達軸で考えない
気にしすぎだよ〜
なんでそんなにいちいち悩むの？
考えすぎだよ〜
そんなに弱かったら生きていけないよ？
人はいろいろ言うけれど、
自分の心の声に集中しよう〜
聞かな〜い
やいのやいの
あーだこーだ
人の声って聞こえるとどうしても
気になるから、最初から聞かなくてよし！
自分の心の声だけ聞いていこう〜。
72

1コマイラスト

イラストだけ眺めても
内容が伝わるように
したよ。

医学監修

専門のお医者さんの
コメントもあるよ。

重さ

カバンに入れても重くない！
手に取りやすいようにぶ厚くしなかったけど、私の経験から学んだことは全部入れたつもりだよ！

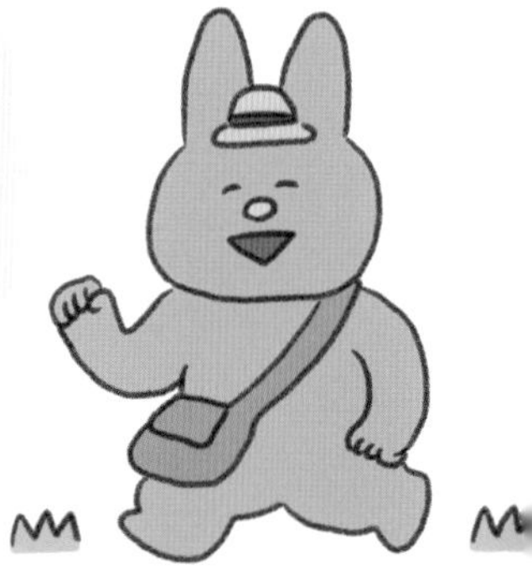

色

気持ちが明るくなるような色にしたよ。
読むほどに、心がラクになりますように!

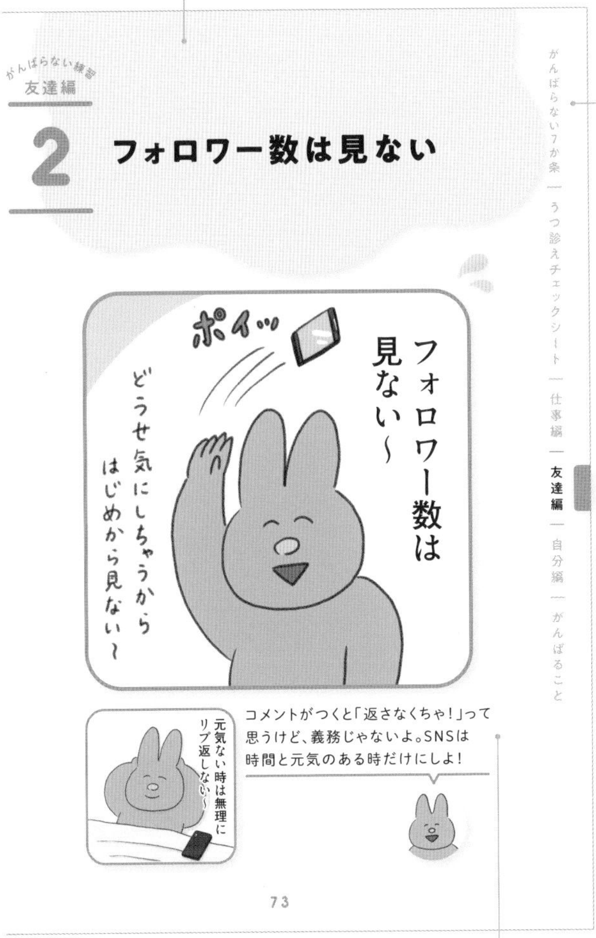
がんばらない練習
友達編

2 フォロワー数は見ない

ポイッ
フォロワー数は見ない〜
どうせ気にしちゃうからはじめから見ない〜

元気ない時は無理にリプ返しない〜

コメントがつくと「返さなくちゃ!」って思うけど、義務じゃないよ。SNSは時間と元気のある時だけにしよ!

インデックス

文字

読むのがつらくない文章量で解説!
大きさも目に負担のないサイズを考えたよ。

※本書の効能や作用には個人差があります。心配な症状がある方は専門の医師に相談してください。

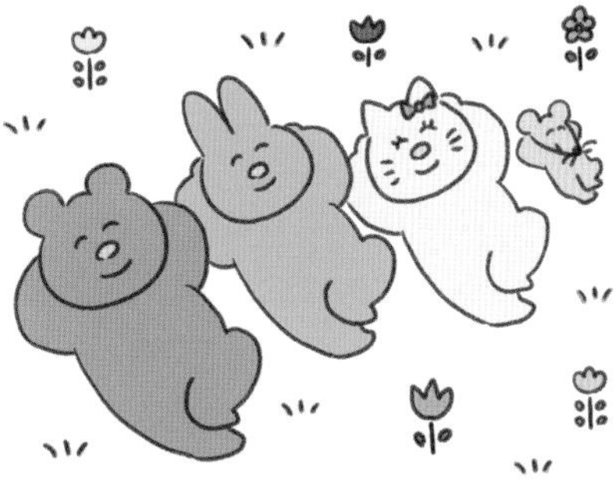

この本に出てくる人たち

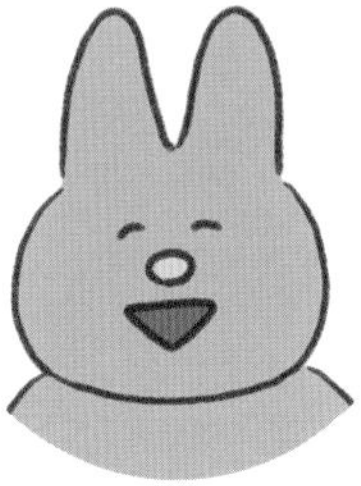

うさぎ（なおにゃん）

うつ、適応障害。もともとコミュ障でHSP（気にしすぎる、人一倍繊細な人）気質あり。
クソガリ勉の学生時代を経て、やっとの思いで就職した会社の意識が高すぎてうつになり、人生に絶望する。

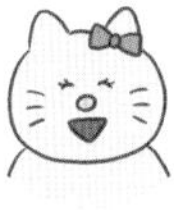

ねこ

うさぎの悩みをよく聞いてくれる同僚。
ギャル。サバサバしていて誰からも好かれている。

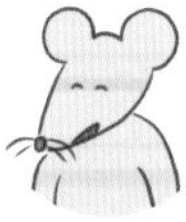

ねずみ

うさぎの友達。現在うつで引きこもり。大学は哲学科。

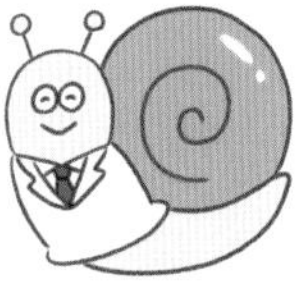

かのめ先生

精神科医。うつに悩む人に寄り添いながら、その人が自分らしい人生を送れるように手助けしている。

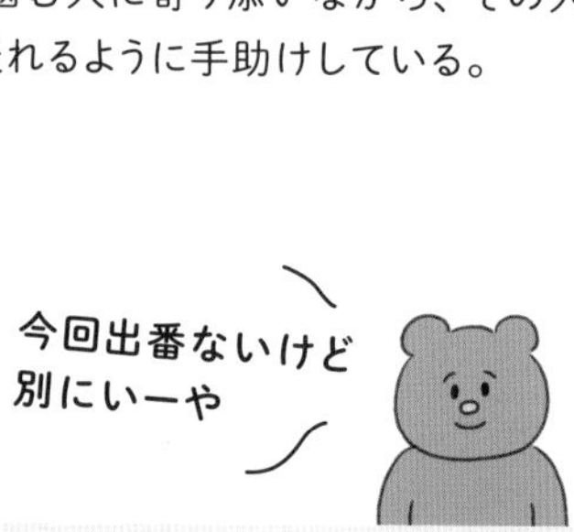
今回出番ないけど
別にいーや

鉄則
がんばらない
7か条

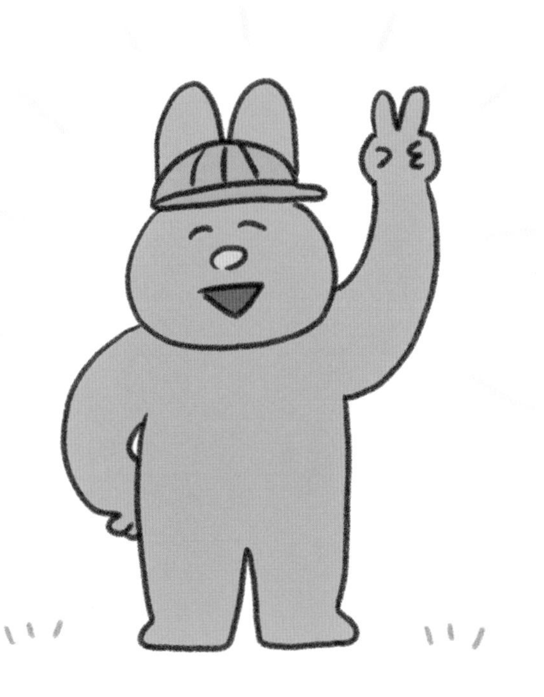

自分と、この本を読んでくれている
あなたのための約束です。

自分は「つらいのは自分がダメなせいだ」
そう思って「ふつう」になれるように
がんばってきました。

だけど、そう思えば思うほど
つらくなって病んでしまいました。

そんな経験をした今だからこそ、

「あの時、こうすればよかったんだ」
「こんなふうに考えたら
病まなかったかもしれない」

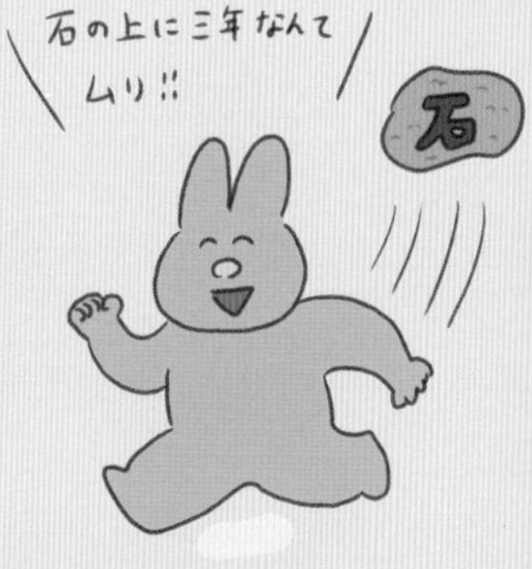
石の上に三年なんて
ムリ!!
石

と思ったことを7か条にして
まとめます。
自分がつらくなるような
がんばり方は、もうおしまいにしましょう。

\ がんばらない7か条 /

1か条

人から嫌われることを恐れない

2か条

自分の感情にフタをしない

3か条

人と比べてしまっても自分を責めない

4か条

100点をめざそうとしない

5か条

「みんな」に自分を合わせようとしない

6か条

休むことに負い目を感じない

7か条

急いで生きない

がんばらない!

1か条

人から嫌われることを恐れない

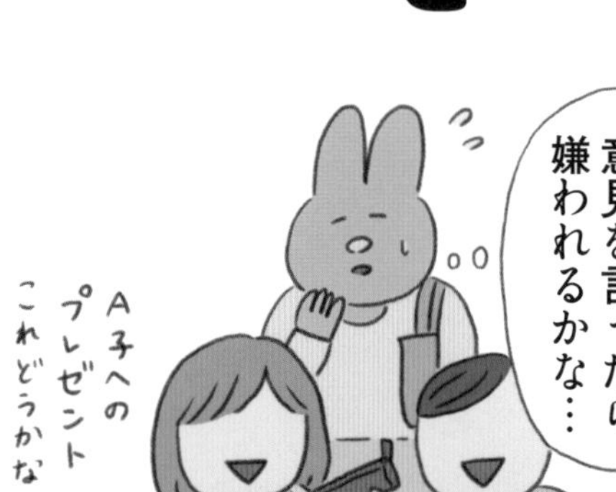
みんなと違う意見を言ったら嫌われるかな…
A子へのプレゼントこれどうかな?~

「嫌われない人」、やーめたっ!

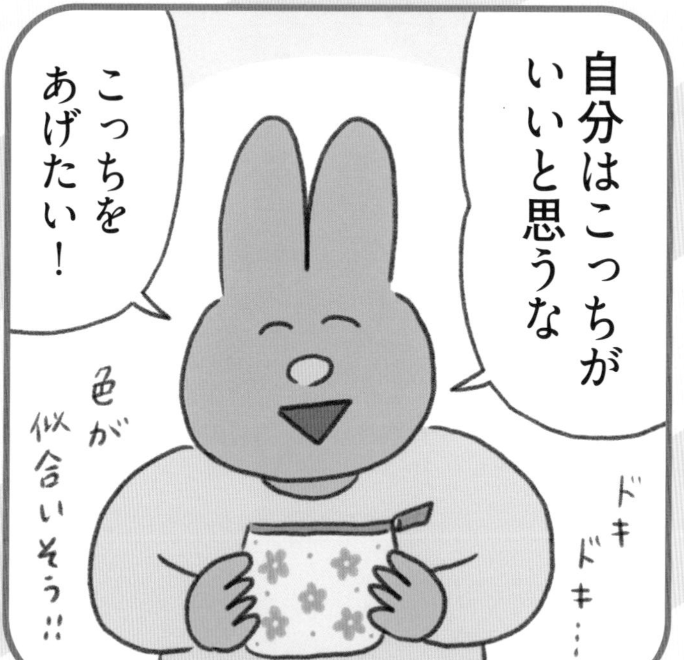
自分はこっちがいいと思うな
ドキドキ…
こっちをあげたい!
色が似合いそう!!

すべての人に嫌われないようにするなんて無理!
自分の気持ちを大切にして、「イヤなもんはイヤ」っていう感情を認めるところから始めよう。

がんばらない!

2か条

自分の感情にフタをしない

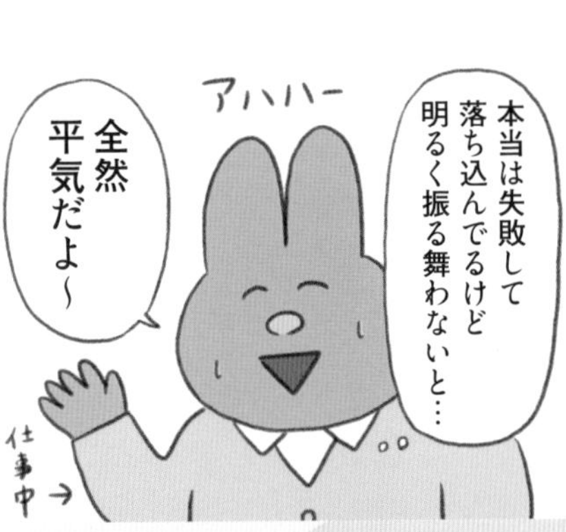

本当は失敗して落ち込んでるけど明るく振る舞わないと…
アハハー
全然平気だよ〜
仕事中→

感情は抑えつけられると大暴れする！

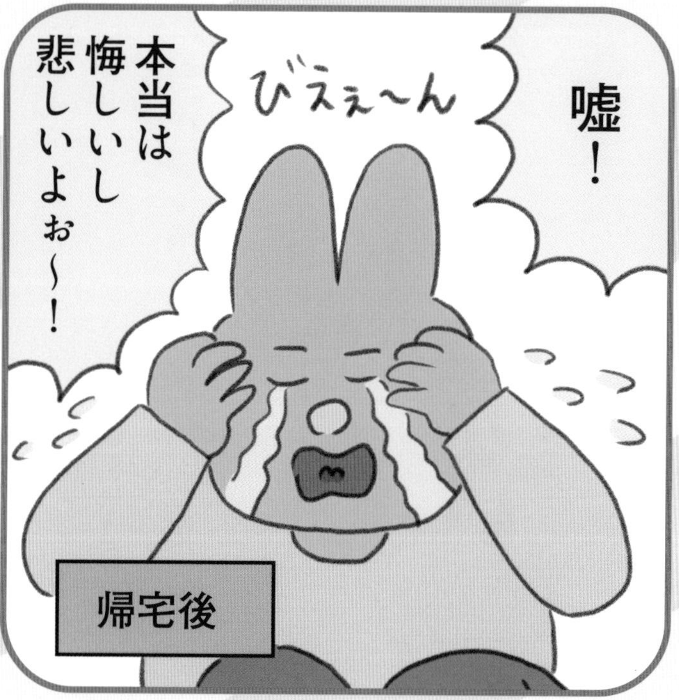
嘘！
びえぇ〜ん
本当は悔しいし悲しいよぉ〜！
帰宅後

つらい時に大丈夫なふりをすると、後で無視された感情が爆発する！ どんな感情を持ってもいいと、まずは自分に約束しよう。

がんばらない！ 3か条

人と比べてしまっても自分を責めない

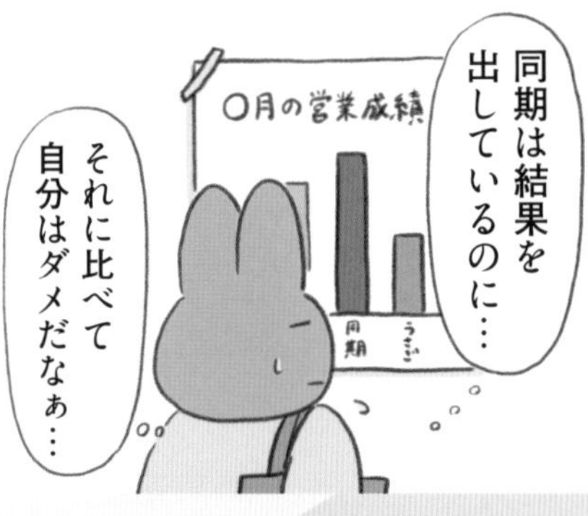
○月の営業成績
同期
うさぎ
同期は結果を出しているのに…
それに比べて自分はダメだなぁ…

自分にできることを やればいい!

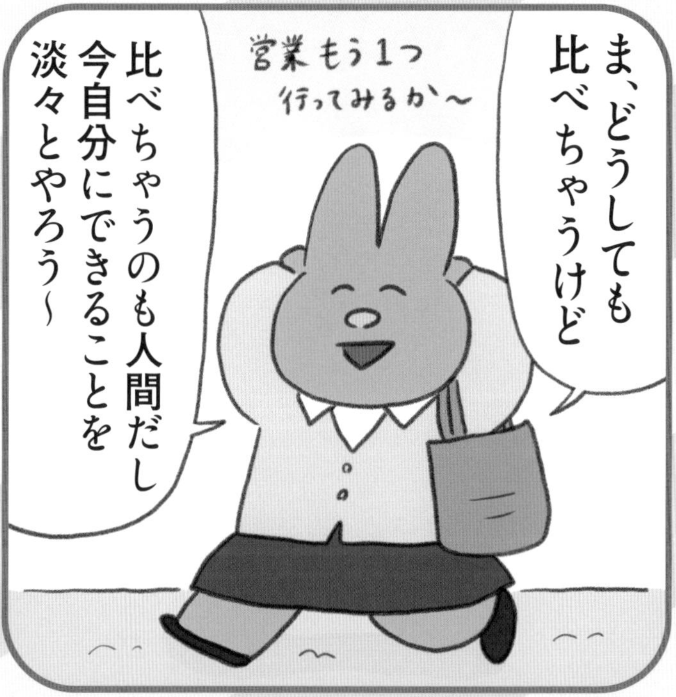
ま、どうしても比べちゃうけど
比べちゃうのも人間だし今自分にできることを淡々とやろう〜
営業もう1つ行ってみるか〜

人と比べて自分はダメだってどうしても思いがちだけど、そう思っちゃうのも自然なこと。比較しちゃう自分も認めながら、自分にできることを淡々とやればいいんだよ。

がんばらない！

4か条

100点をめざそうとしない

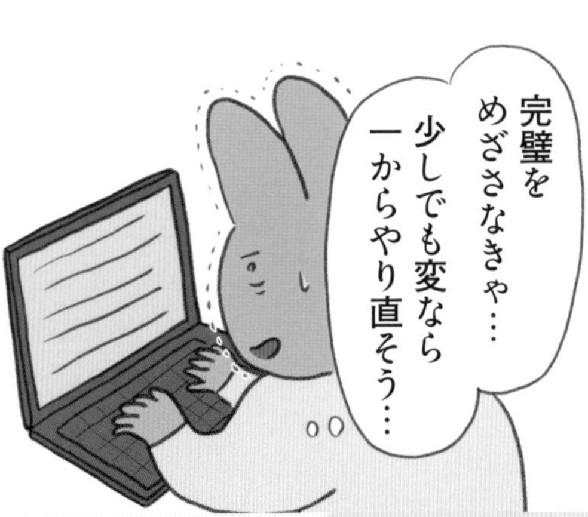
完璧を
めざさなきゃ…
少しでも変なら
一からやり直そう…

もう70点までできた！と考えよう

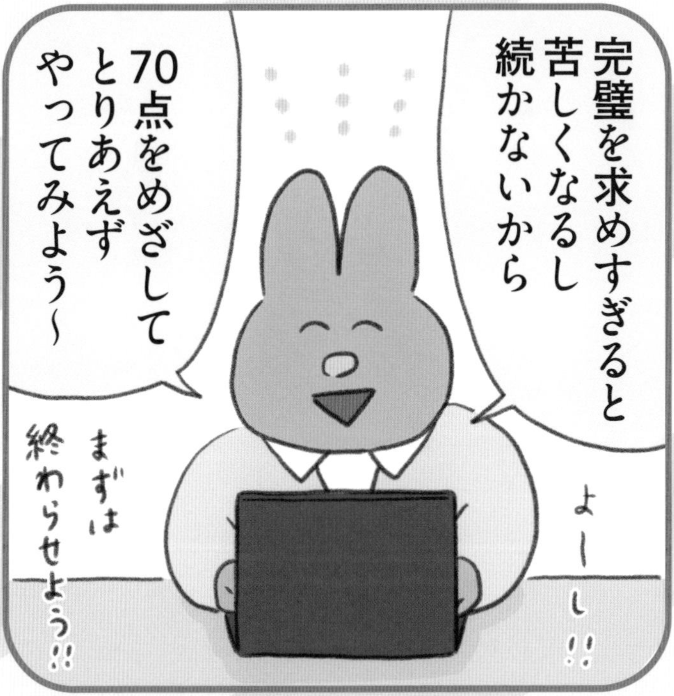
完璧を求めすぎると
苦しくなるし
続かないから
よーし!!
70点をめざして
とりあえず
やってみよう〜
まずは
終わらせよう!!

「やるなら完璧に」と思うと、できていない部分にばかり意識が向いちゃう。でも「どこまでできたか」という視点で見て、努力した自分に気がつければラクになる！

がんばらない！
5か条

「みんな」に自分を合わせようとしない

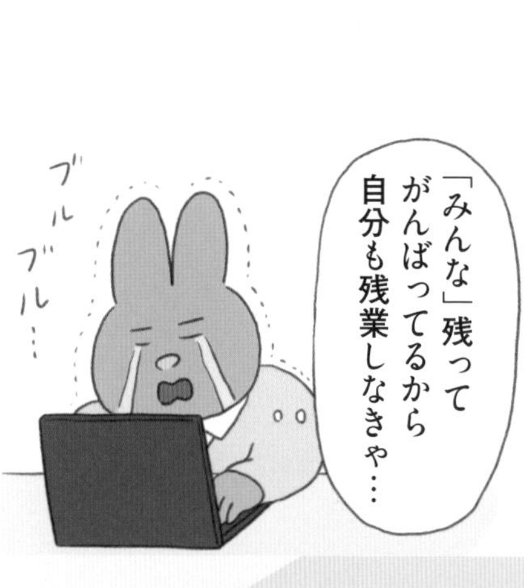
ブルブル…
「みんな」残って
がんばってるから
自分も残業しなきゃ…

「みんな」って誰？
自分は自分でOK！

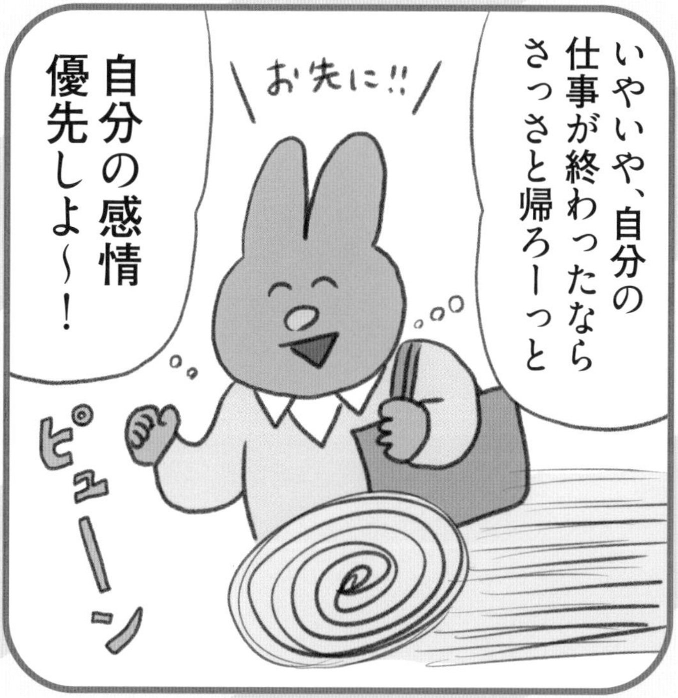
いやいや、自分の仕事が終わったならさっさと帰ろーっと
お先に!!
自分の感情優先しよ〜！
ピューーン

「みんなはやってるのに…」と考えて、自分を追い詰めていたら要注意！ その「みんな」って誰？ それよりも自分の気持ちと考えで判断しよう。

がんばらない！

6か条

休むことに負い目を感じない

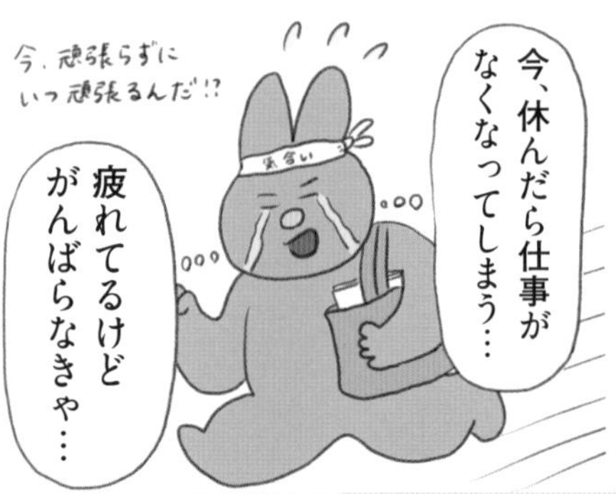
今、休んだら仕事がなくなってしまう…
疲れてるけどがんばらなきゃ…
今、頑張らずにいつ頑張るんだ!?
気合い

休むのは未来の自分への投資！

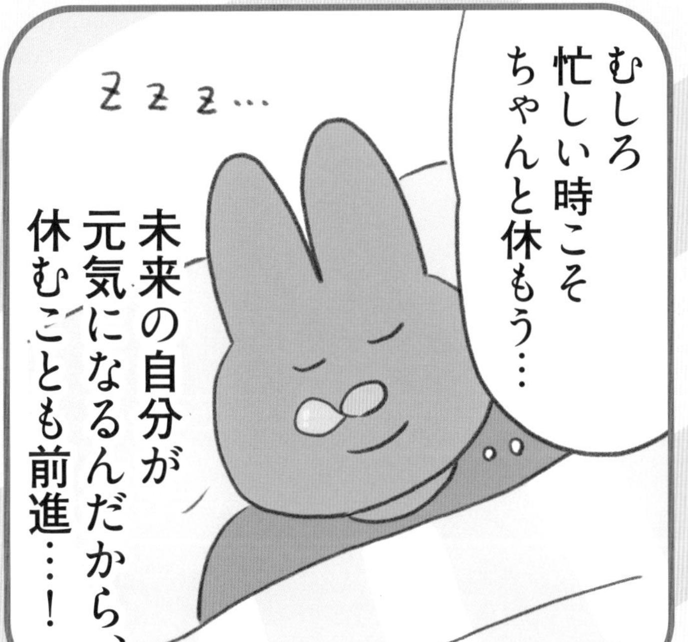
むしろ忙しい時こそちゃんと休もう…
Zzz…
未来の自分が元気になるんだから、休むことも前進…！

休むと、自分だけ遅れてしまう感じがしちゃうけど、休んだ分、未来の自分が元気になるんだから実は前進してる！ 止まらないことより休むことのほうが大事だよ。

がんばらない！7か条

急いで生きない

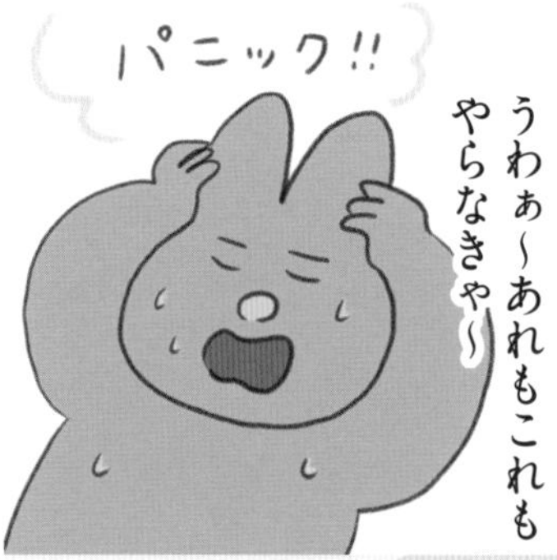
パニック!!
すぐに返事して
今日中にこれを片付けて…
うわぁ〜あれもこれも
やらなきゃ〜

明日できることは明日やろう

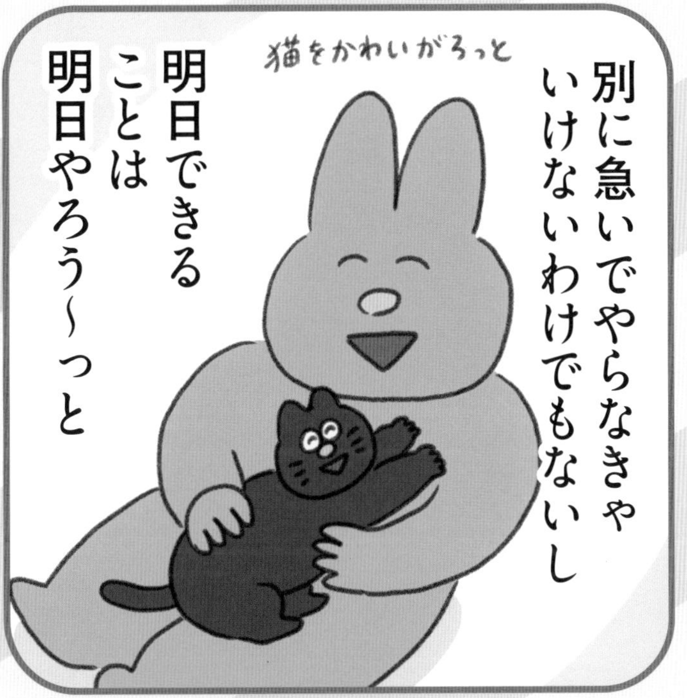
別に急いでやらなきゃ
いけないわけでもないし
猫をかわいがろっと
明日できる
ことは
明日やろう〜っと

明日できることは明日やれば問題なし！
自分の体と気持ちを優先して生きることを練習しよう！

なおにゃんのゆっくりいこう

すごくなくていい

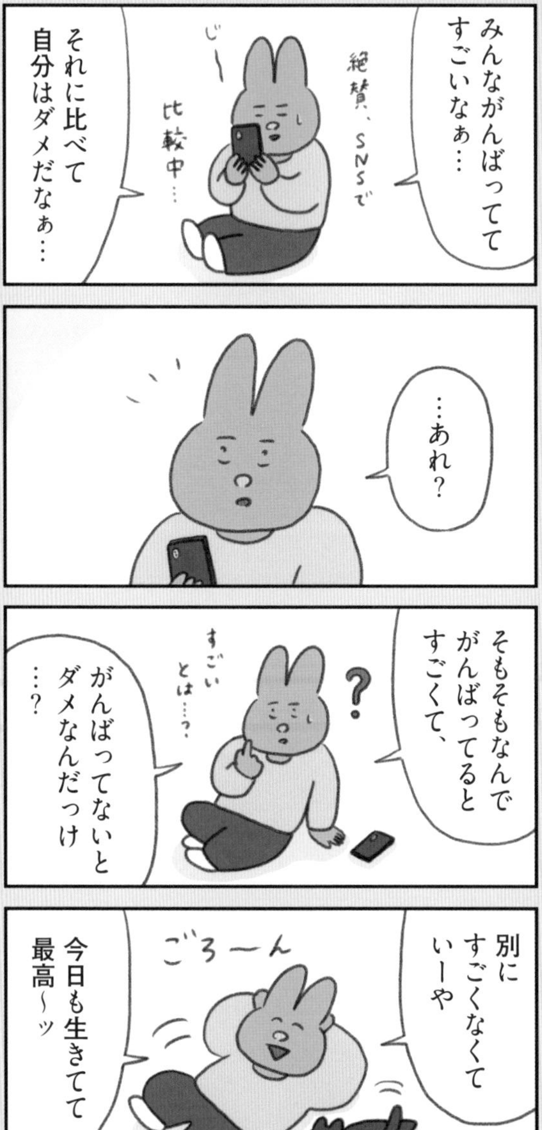

みんながんばってて
すごいなぁ…
絶賛、SNSで
比較中…
じ〜
それに比べて
自分はダメだなぁ…
…あれ？
そもそもなんで
がんばってると
すごくて、
？
すごい
とは…？
がんばってないと
ダメなんだっけ
…？
別に
すごくなくて
いーや
ごろーん
今日も生きてて
最高〜ッ
ごろーん

1章

病んだら
即チェック！

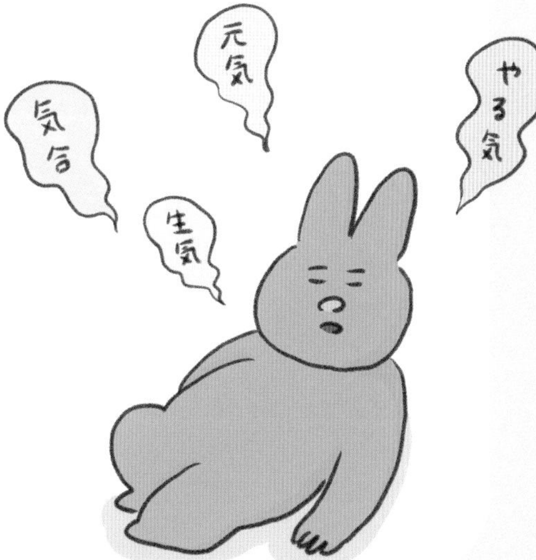

気持ちがつらくなってくると
イヤな過去をわざわざ掘り返したり
原因を自分に探したりする。

そんな日はまずこの章を見てほしい。

ここで紹介している
うつ診えチェックをすると
そのつらさの原因が
自分以外にもたくさんあるって
気づけるかも。

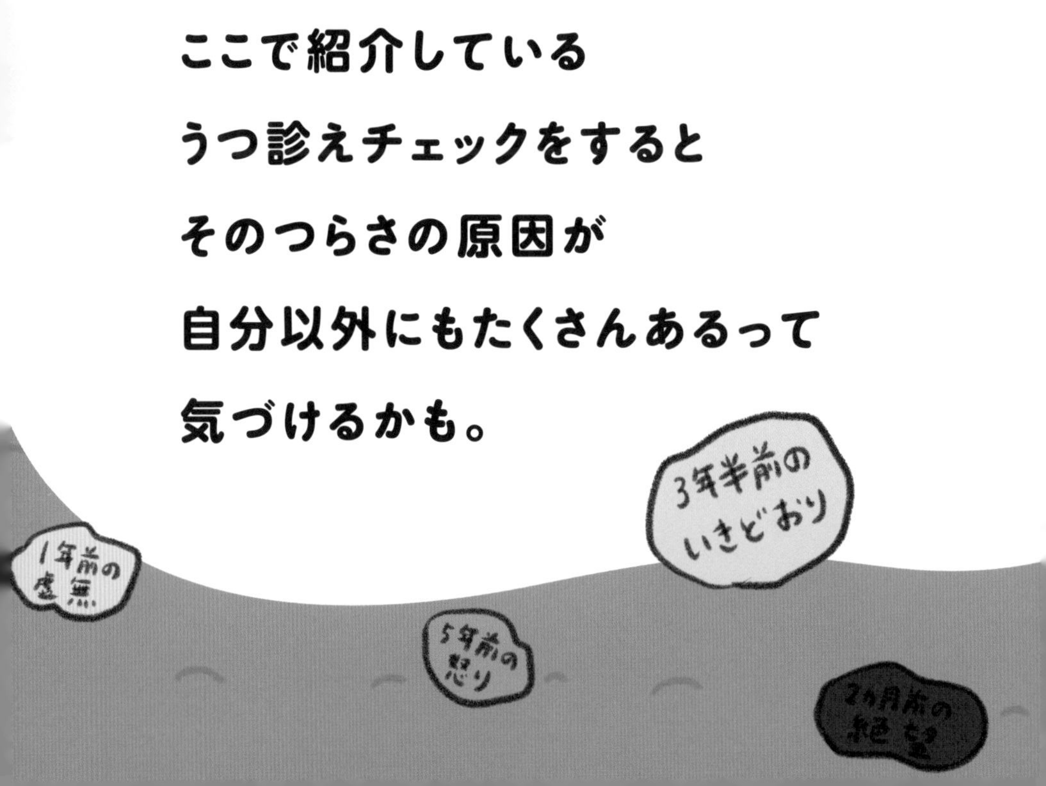

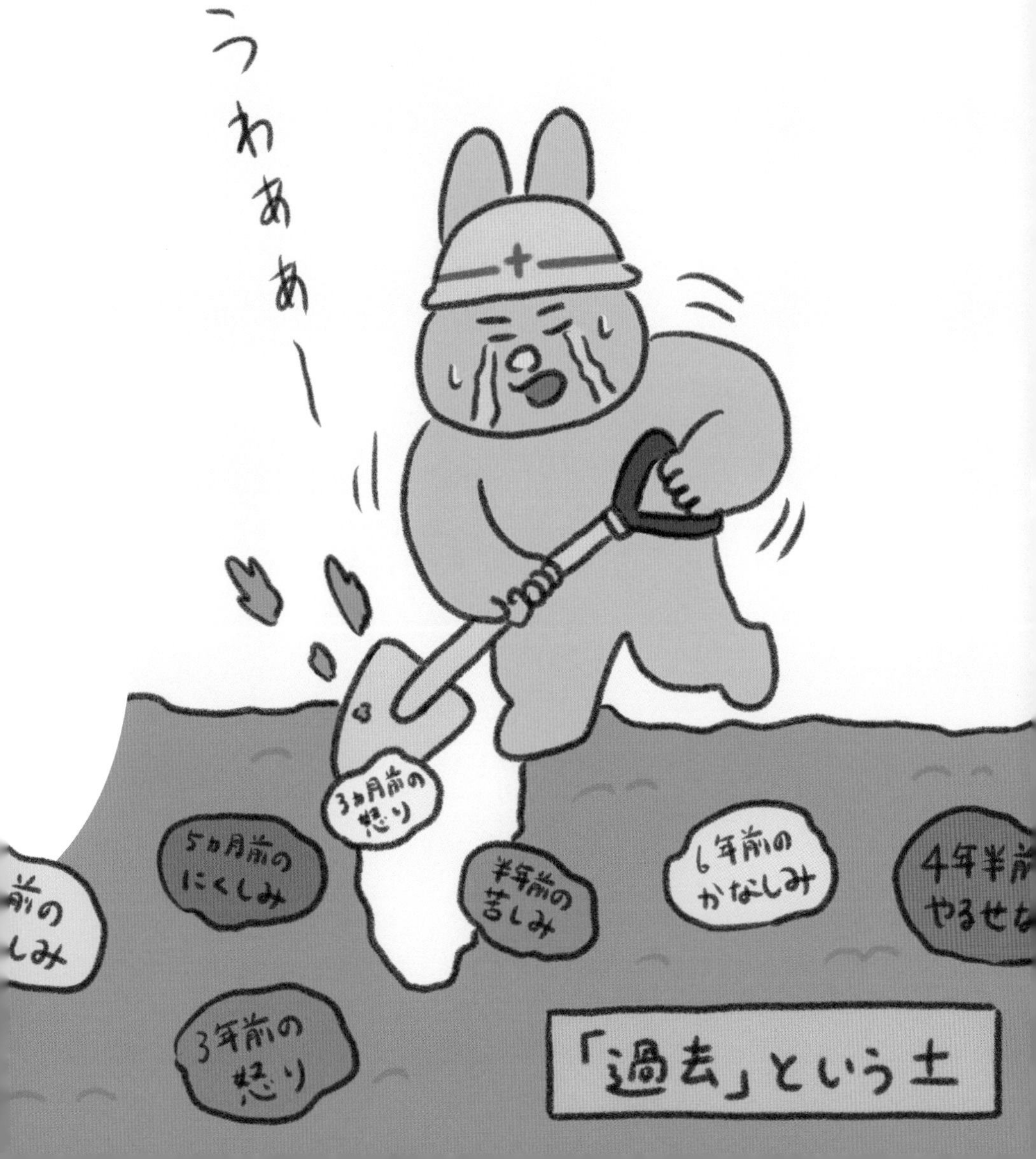
うわああー
3ヵ月前の怒り
5ヵ月前のにくしみ
半年前の苦しみ
6年前のかなしみ
4年半前
やるせな
前の
しみ
3年前の怒り
「過去」という土

落ち込んだら
即チェック!

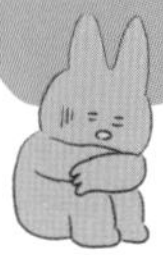

寝たいのに眠れていない

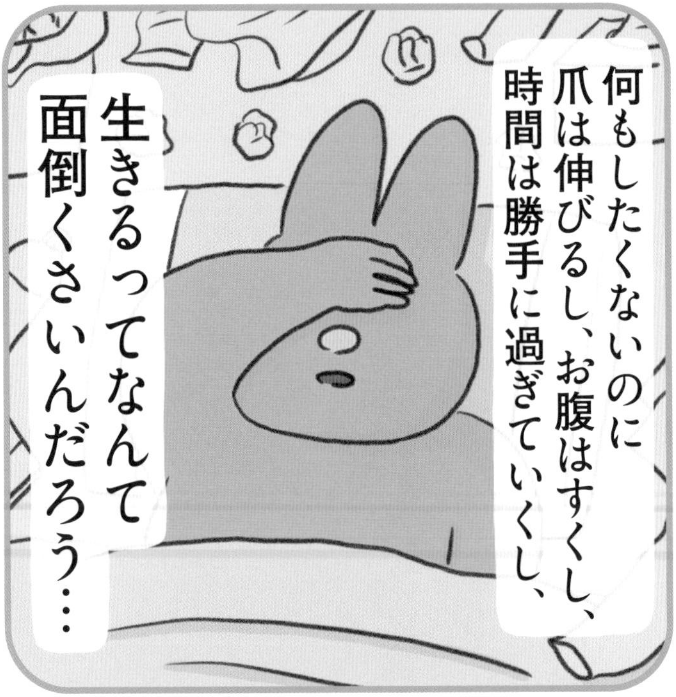
何もしたくないのに
爪は伸びるし、お腹はすくし、
時間は勝手に過ぎていくし、
生きるってなんて
面倒くさいんだろう…

おすすめ!

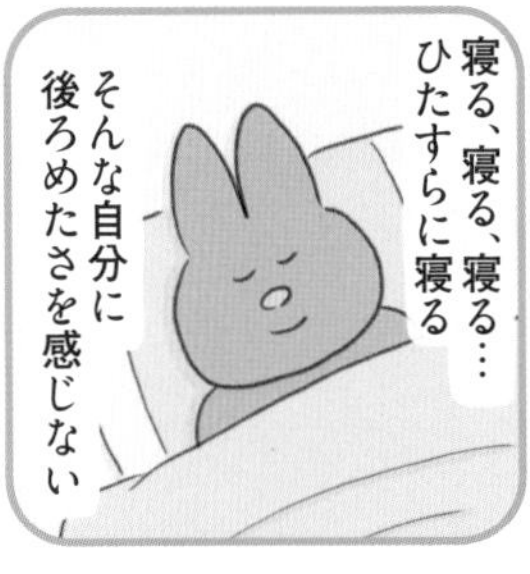
寝る、寝る、寝る…
ひたすらに寝る
そんな自分に
後ろめたさを感じない

眠れないと幸せホルモン「セロトニン」が分泌されず、うつの原因に。疲れたときは睡眠を最優先にしましょう。目をつぶっているだけでも効果的です。

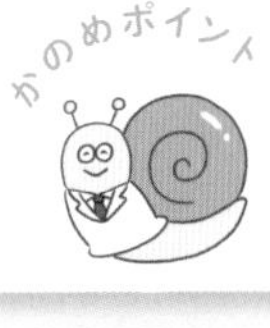
かのめポイント

落ち込んだら即チェック!

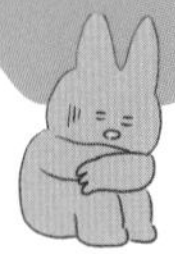

まともな食事をしていない

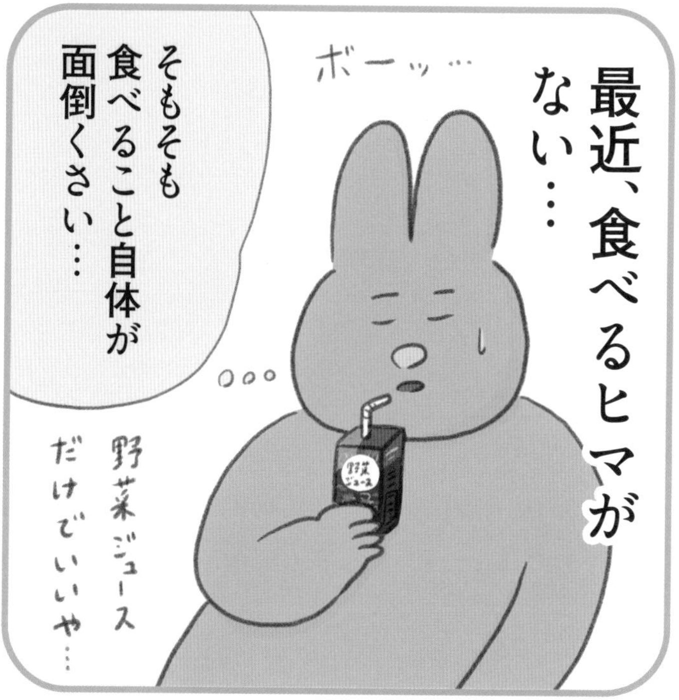
最近、食べるヒマがない…
ボーッ…
そもそも食べること自体が面倒くさい…
野菜ジュースだけでいいや…
野菜ジュース

おすすめ!

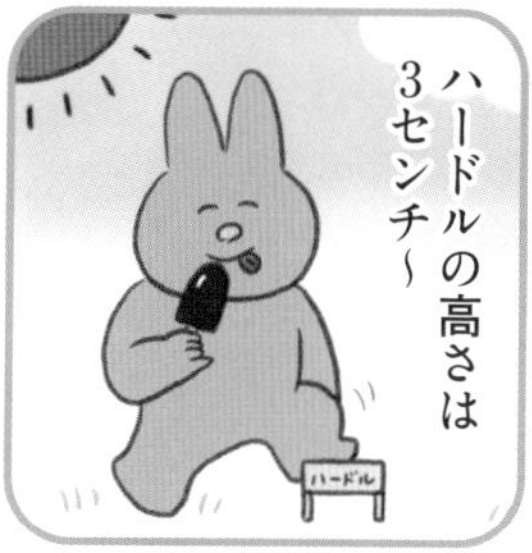
ハードルの高さは3センチ~
ハードル

ひとまず口にできれば、何でもOK!
食べる習慣だけは、なくさないようにすることが大切です。

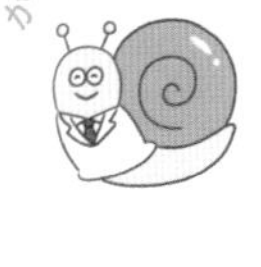
かのめポイント

落ち込んだら
即チェック!

天気が悪い

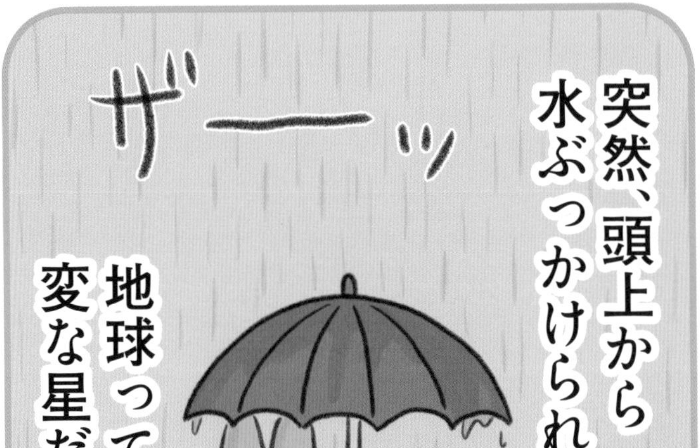
ザーーッ
突然、頭上から
水ぶっかけられるし
病むのも当然だよなー
地球って
変な星だなー…

＼おすすめ!／

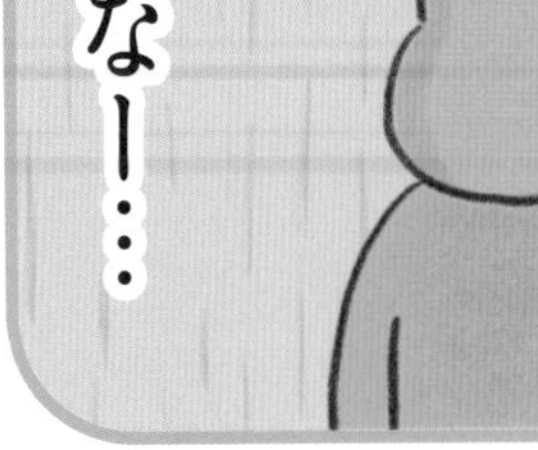
雨だし、病むのは
当然っしょ!
この世、ムリ!!

「雨は気象病」と言われるくらい、雨の日はイヤになっちゃいますよね。気圧の変化が耳から伝わり、耳鳴りや心のザワザワ感が生じます。そんな時はヘッドホンで音楽日和に!

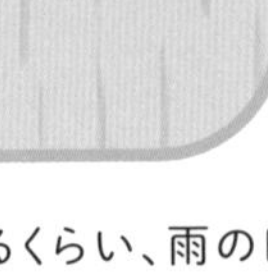
かのめポイント

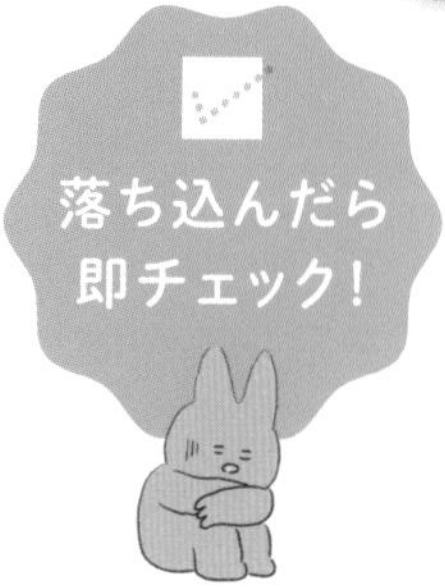
落ち込んだら
即チェック！

気圧が低い

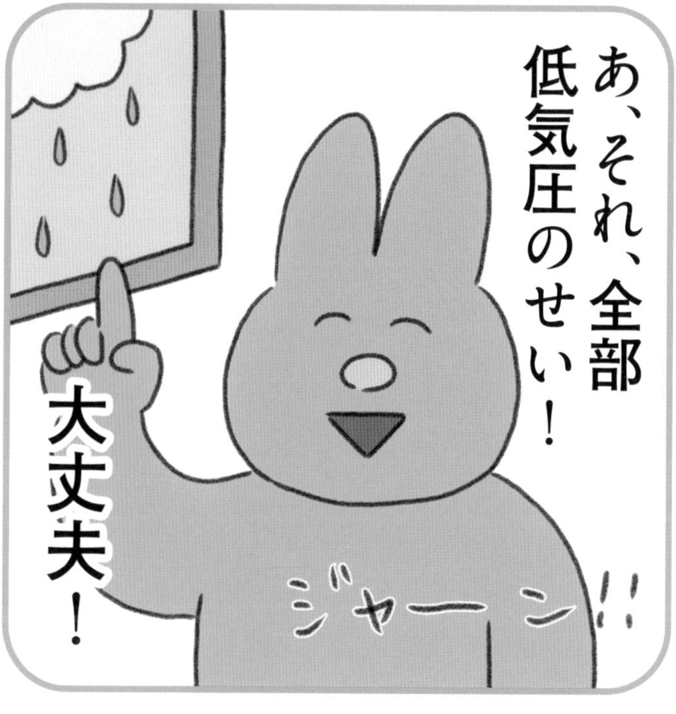
あ、それ、全部
低気圧のせい！
大丈夫！
ジャーン!!

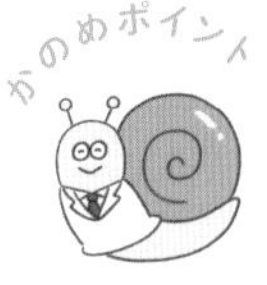
かのめポイント

低気圧になると、髄液《ずいえき》と呼ばれる脳を流れる水分が減るので、頭痛や吐き気、うつなどが見られます。体温も下がるので、白湯《さゆ》をゆっくり飲むのがおすすめです。

落ち込んだら
即チェック!

寒暖差が大きい

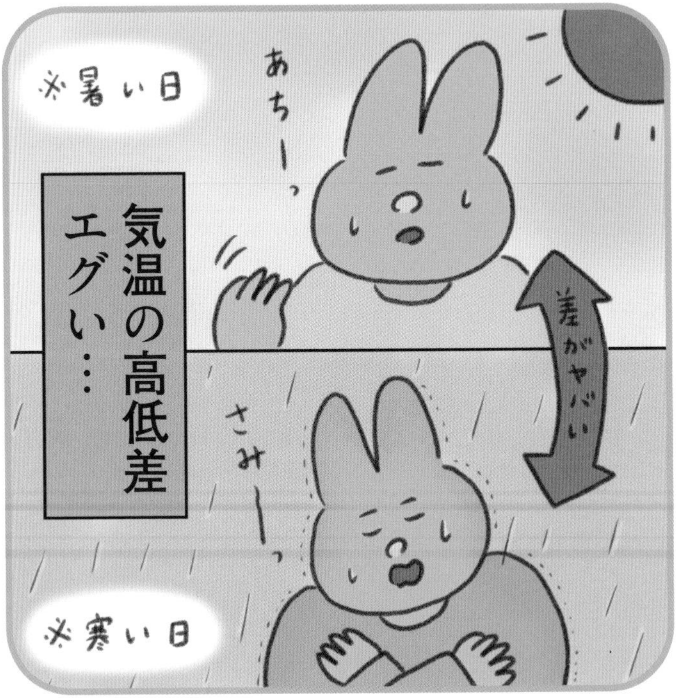
※暑い日
あちーっ
気温の高低差
エグい…
差がやばい
さみーっ
※寒い日

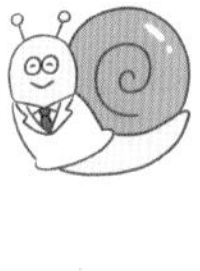
かのめポイント

寒暖差って実はものすごいストレス。肌を通して、心も体も警戒態勢に入ります。着脱しやすい服を重ねて、なるべく体温を一定に保つとラクになります。

落ち込んだら即チェック！

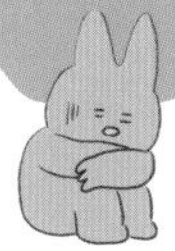

休めていない

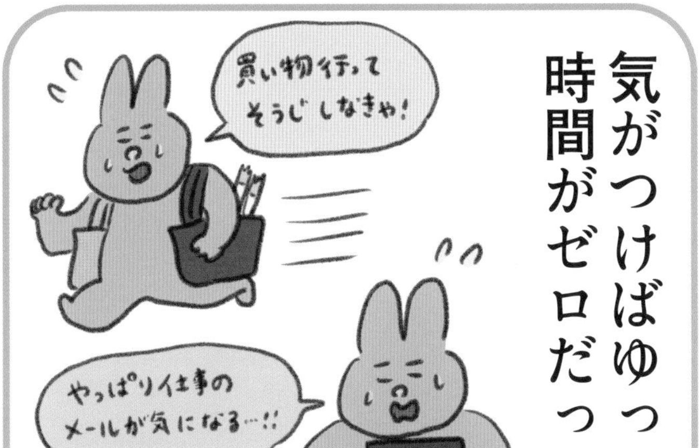
気がつけばゆっくりする
時間がゼロだった…
買い物行って
そうじしなきゃ！
やっぱり仕事の
メールが気になる…!!
PC
結局、土日も
休めてない〜!!

おすすめ！

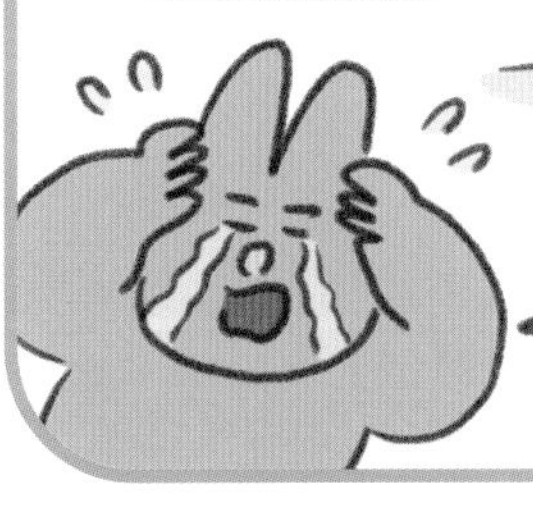
努力とか
面倒くさいけど
自分を幸せにする努力は
怠らないぞ〜
POTECHI

休みたいと思った日が吉日。体からのSOSは幸せになるためのラッキー信号です。大好物を食べてゆっくり休みましょう。

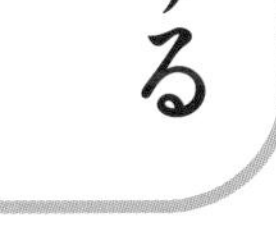
かのめポイント

落ち込んだら
即チェック!

環境が変わった

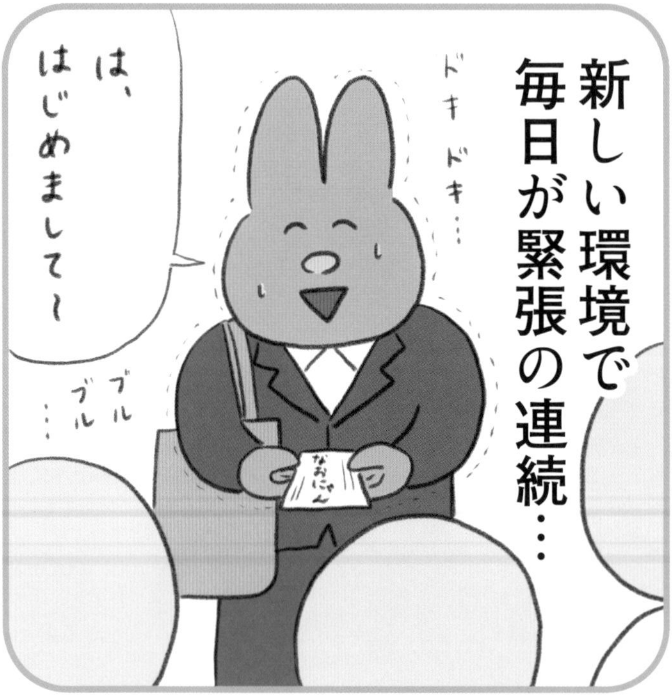
新しい環境で
毎日が緊張の連続…
ドキドキ…
は、
はじめまして〜
ブルブル…
なおにゃん

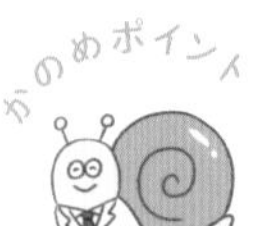
かのめポイント

環境の変化は良くも悪くもストレスになります。楽しいことが続いても、その後うつになることがあるので要注意。手帳に「休む日」の予定を入れておくとGood!

落ち込んだら
即チェック!

体内リズムがガタガタ

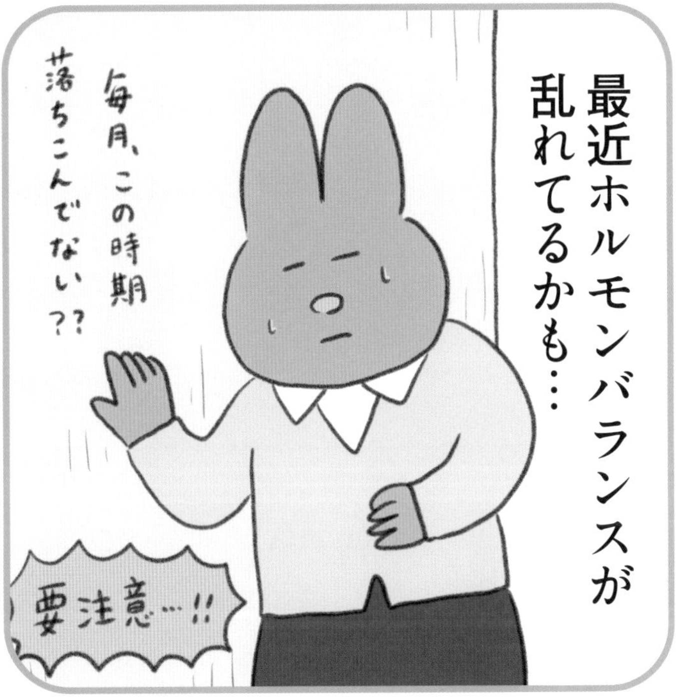
最近ホルモンバランスが乱れてるかも…
毎月、この時期落ちこんでない??
要注意…!!

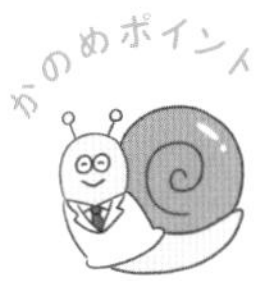
かのめポイント

PMS(月経前症候群)という病気に悩む方が増えています。月経サイクルの波が、ホルモンバランスの乱れとなってうつへとつながってしまうのです。貧血になるとめまいや息切れも生じますが、鉄剤の内服や漢方薬で治療する方もいますよ。

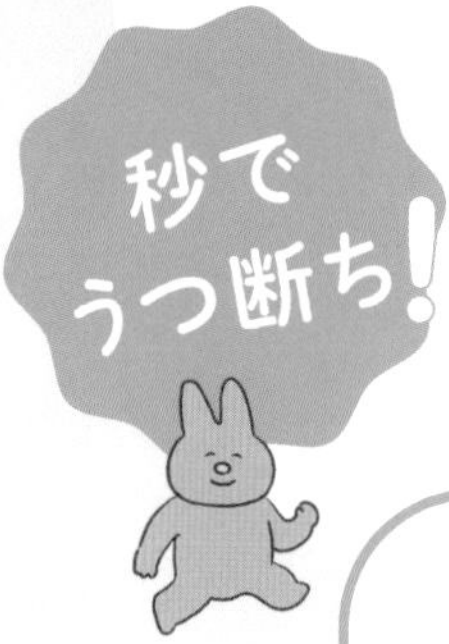
秒で
うつ断ち!

不安になった時、これをやったらラクになった!

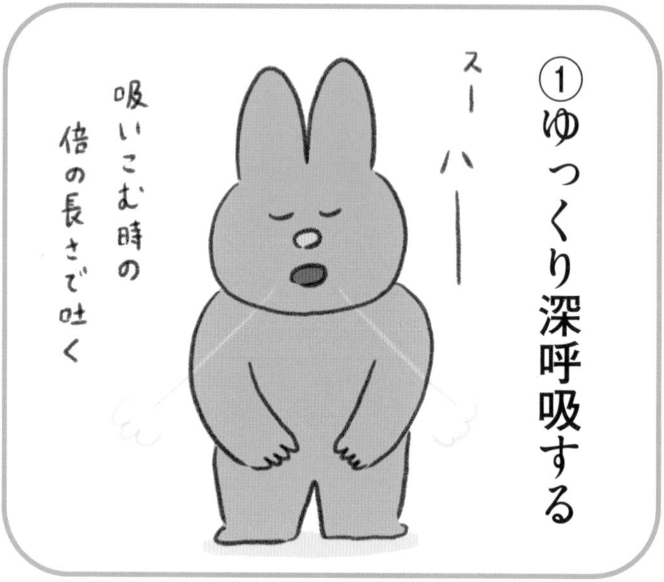
①ゆっくり深呼吸する
スー
ハーーー
吸いこむ時の
倍の長さで吐く

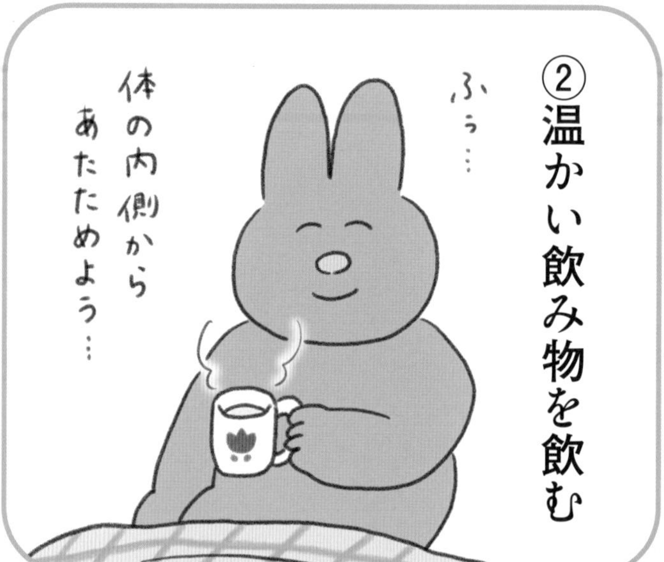
②温かい飲み物を飲む
ふぅ…
体の内側から
あたためよう…

深呼吸は「3秒吸って5秒で吐く」こと。
自律神経が整って血流が一定になり、
不安が和らぎますよ！

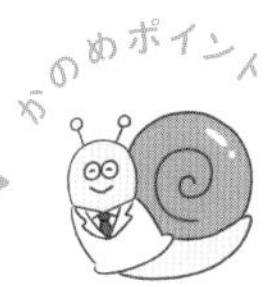
かのめポイント

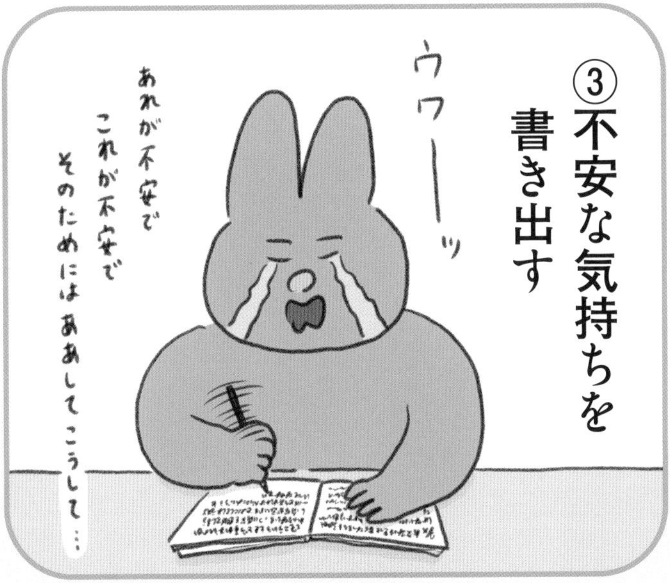
③不安な気持ちを
書き出す
ウワーーッ
あれが不安で
これが不安で
そのためにはああしてこうして…

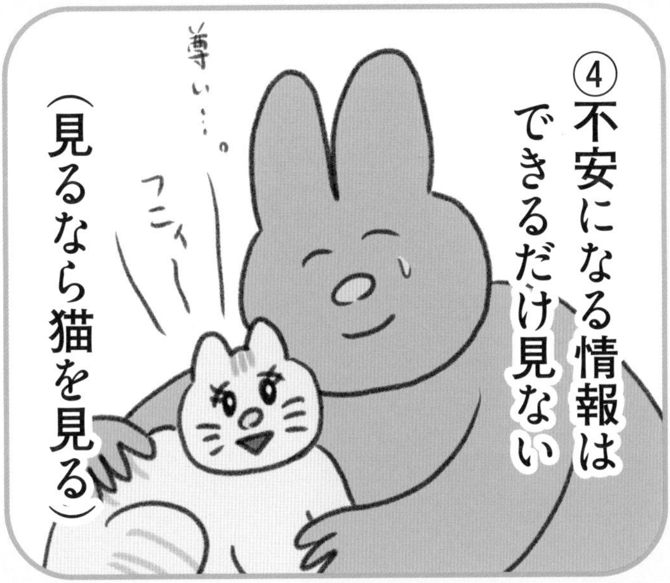
④不安になる情報は
できるだけ見ない
尊い…。
フニィ〜
（見るなら猫を見る）

なおにゃんのゆっくりいこう

休養は重要!

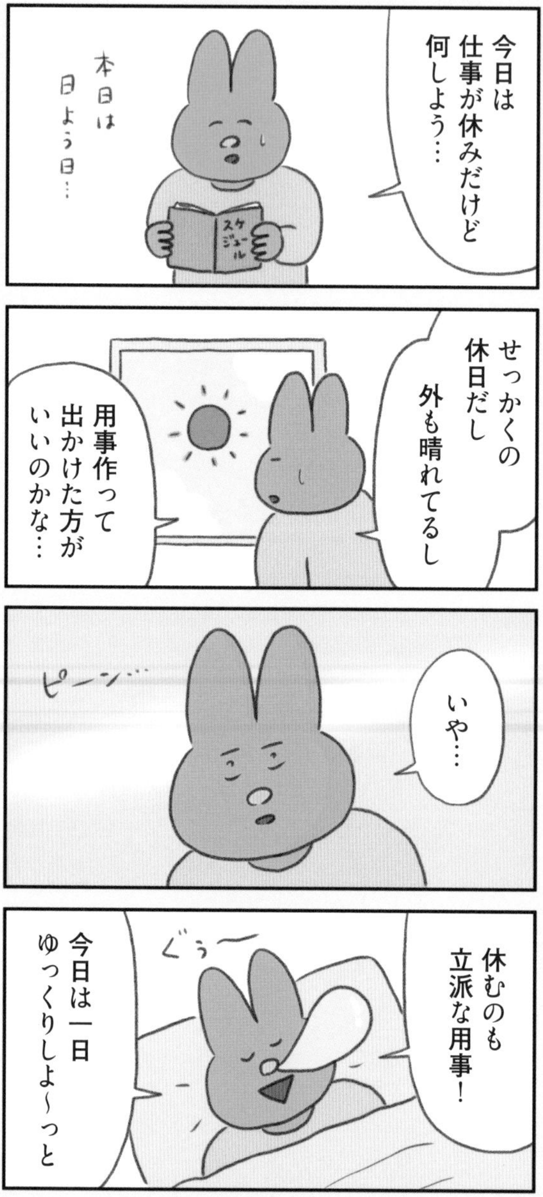
今日は仕事が休みだけど何しよう…
本日は日よう日…
スケジュール
せっかくの休日だし外も晴れてるし
用事作って出かけた方がいいのかな…
ピーン
いや…
休むのも立派な用事!
ぐぅ〜
今日は一日ゆっくりしよ〜っと

2章

がんばらない練習
仕事編

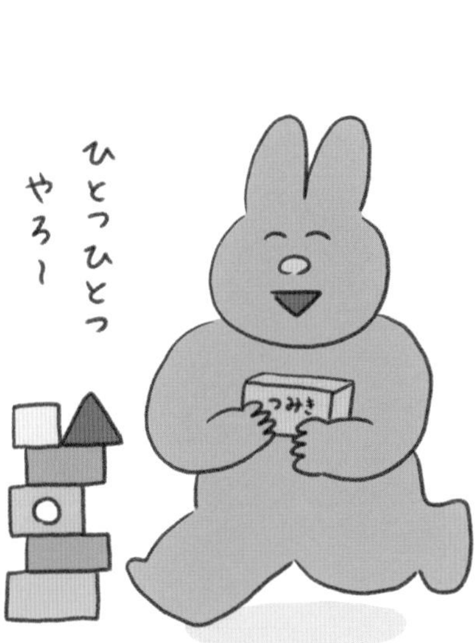
ひとつひとつ
やろ〜
つみき

「がんばらない7か条」を
仕事でも練習してみよう。

完璧じゃなくてもいいし、
休んでもいい。
昼休みに1人ぼっちでもいい。
嫌味を言う人からは
とことん逃げれば
よかったんだ…!

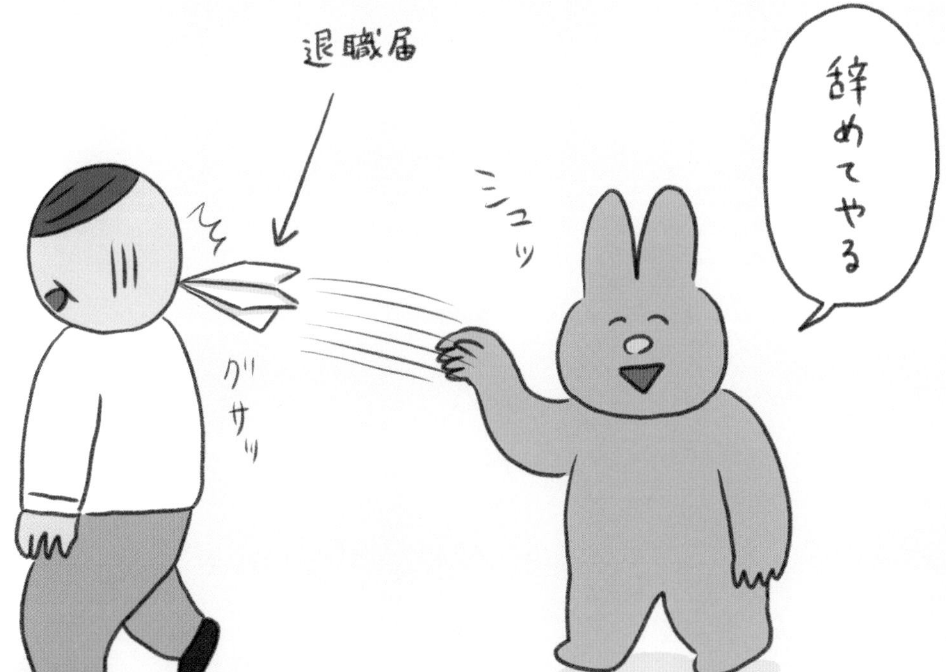
辞めてやる
シュッ
退職届
グサッ

がんばらない練習
仕事編

1 完璧をめざさない

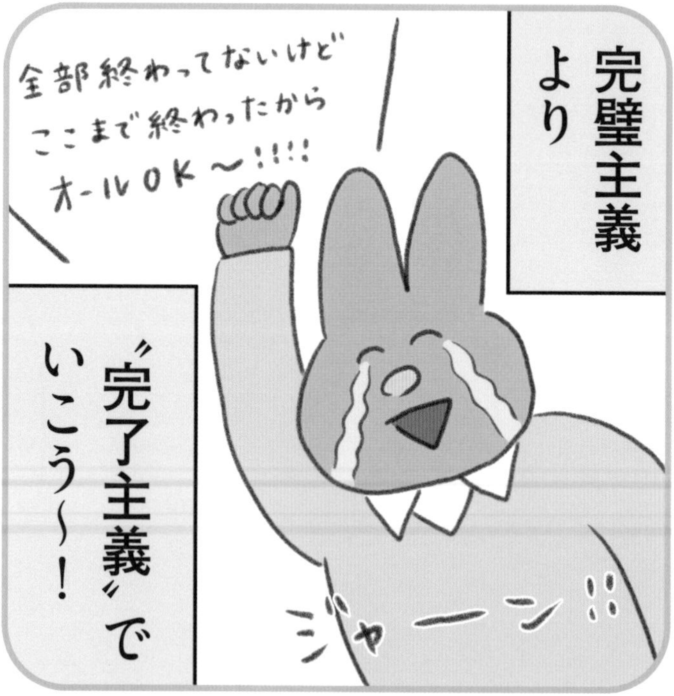
完璧主義より
全部終わってないけど
ここまで終わったから
オールOK～!!!!
〝完了主義〟でいこう～！
ジャーーン!!

こう考えたい…！

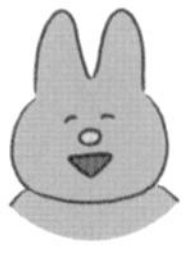

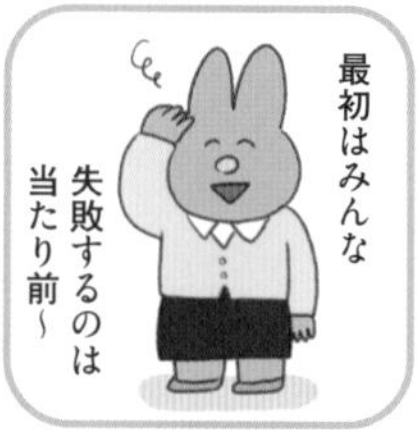
最初はみんな
失敗するのは
当たり前～

新社会人へ

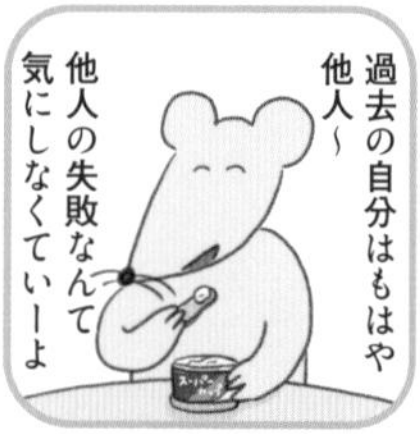
過去の自分はもはや
他人～
他人の失敗なんて
気にしなくていーよ

友達はこう言ってた

2 変にキャラ作りをしない

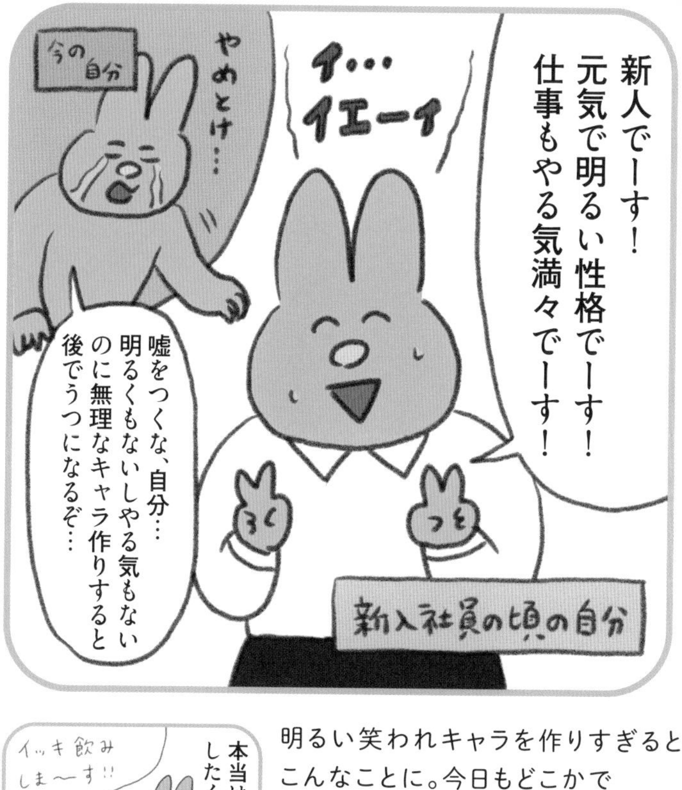
新人でーす！
元気で明るい性格でーす！
仕事もやる気満々でーす！
イ…イエーイ
新入社員の頃の自分
やめとけ…
今の自分
嘘をつくな、自分…
明るくもないしやる気もないのに無理なキャラ作りすると後でうつになるぞ…

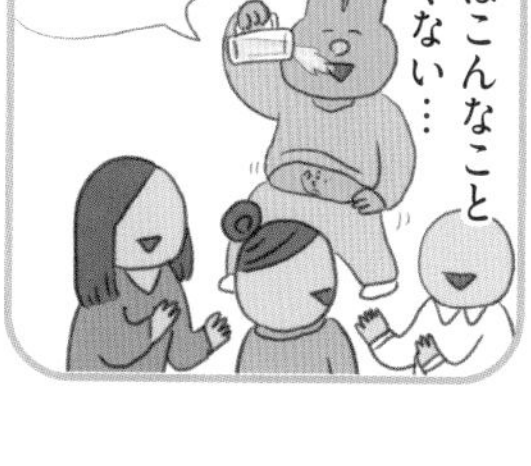
イッキ飲みしま〜す!!
本当はこんなことしたくない…

明るい笑われキャラを作りすぎると、こんなことに。今日もどこかでピエロが生まれてる…。

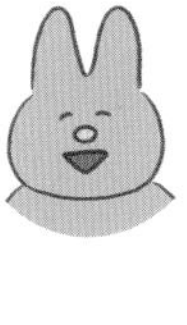

3 無理をし続けない

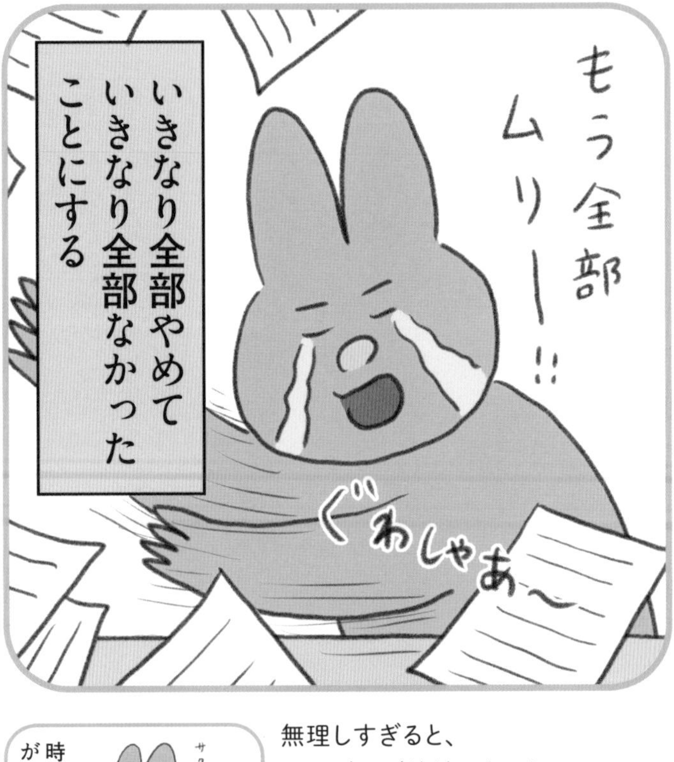
いきなり全部やめて
いきなり全部なかった
ことにする
もう全部ムリー!!
ぐわしゃあ〜

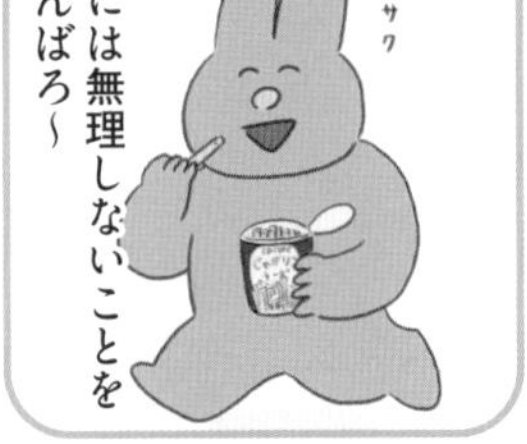
時には無理しないことをがんばろ〜
サクサク

無理しすぎると、
心のダムが決壊しちゃう。
定期的にダムの水を放出しよう!

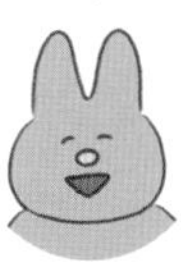

4 辞めないと決めない

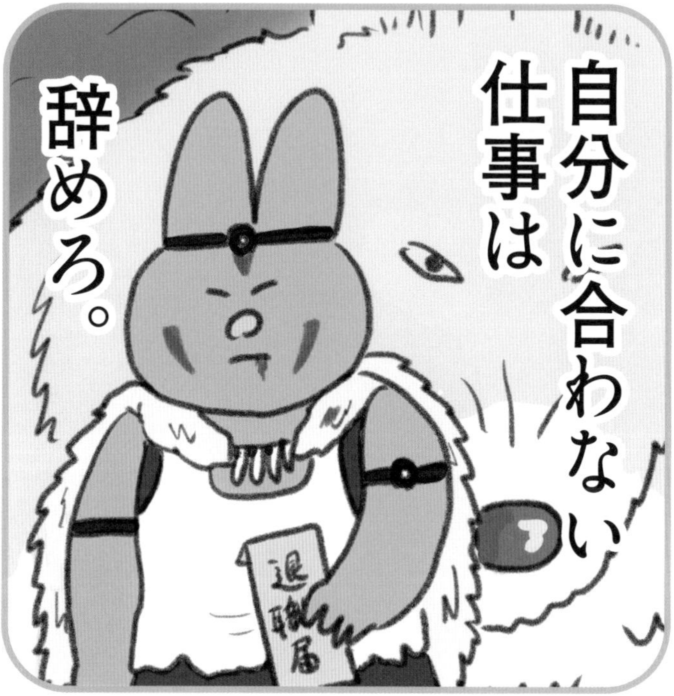
自分に合わない仕事は
辞めろ。
退職届

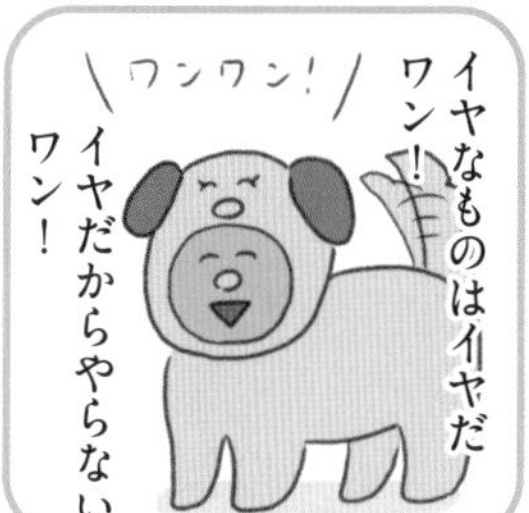
ワンワン！
イヤなものはイヤだワン！
イヤだからやらないワン！

悩んじゃって抜け出せなくなったら、ワンワンになろう！

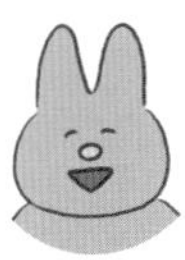

5 勝とうとしない

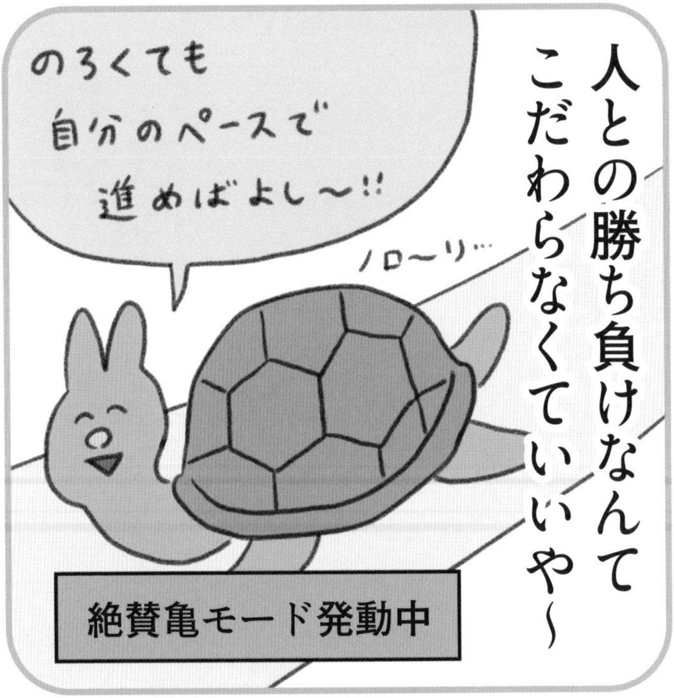
人との勝ち負けなんてこだわらなくていいや〜
のろくても自分のペースで進めばよし〜!!
ノロ〜リ…
絶賛亀モード発動中

他人なんてフィクションじゃん気にしなくていい〜

この世に実在してるのは自分だけって考えよう！ 人のことなんて気にしなくていいんだよー。

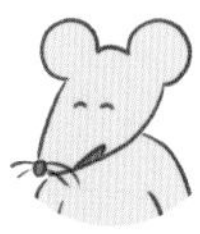

6

できる人に合わせない

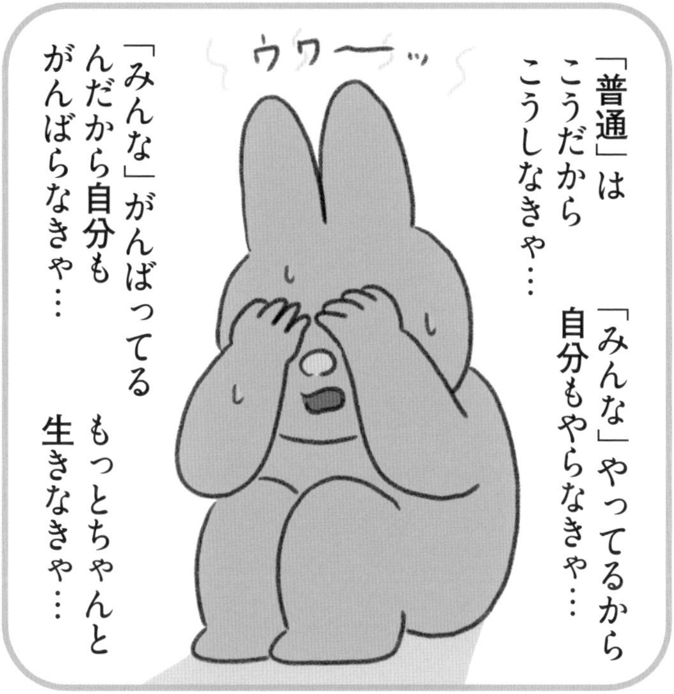
「普通」はこうだからこうしなきゃ…
「みんな」やってるから自分もやらなきゃ…
ウワ〜〜ッ
「みんな」がんばってるんだから自分もがんばらなきゃ…
もっとちゃんと生きなきゃ…

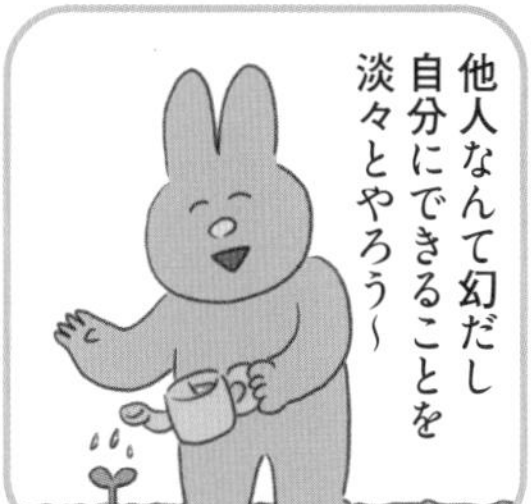
他人なんて幻だし自分にできることを淡々とやろう〜

人は人。自分は自分。
とにかく自分だけを見ればいい！

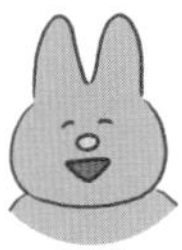

7

休むことを恐れすぎない

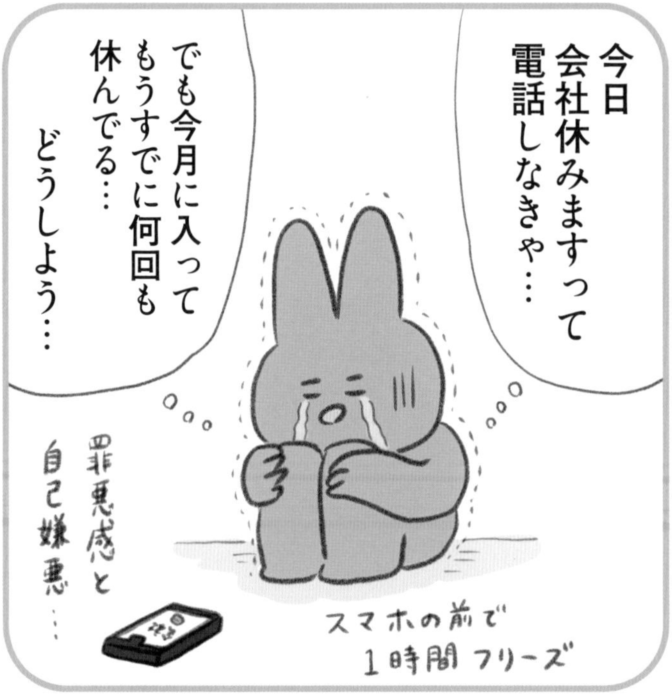
今日
会社休みますって
電話しなきゃ…
でも今月に入って
もうすでに何回も
休んでる…
どうしよう…
罪悪感と
自己嫌悪…
スマホの前で
1時間フリーズ

「休んじゃダメ」っていう
心の声が聞こえたら、こう思っとこ!

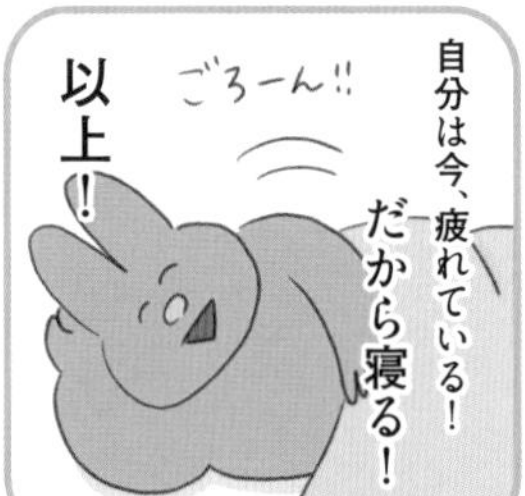
自分は今、疲れている!
だから寝る!
ごろーん!!
以上!

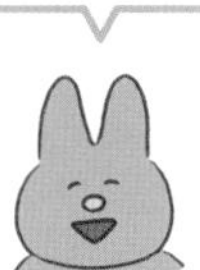

がんばらない練習
仕事編

8

休んだことを責めすぎない

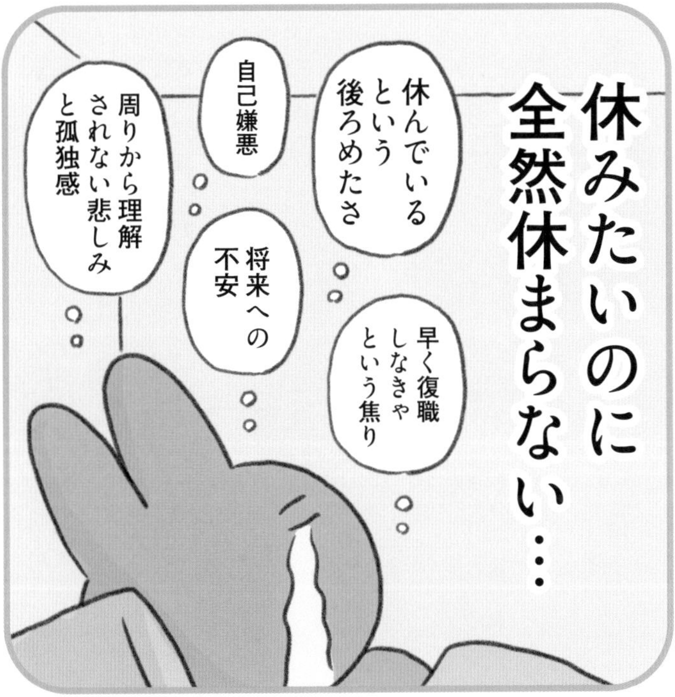
休みたいのに全然休まらない…
休んでいるという後ろめたさ
早く復職しなきゃという焦り
自己嫌悪
将来への不安
周りから理解されない悲しみと孤独感

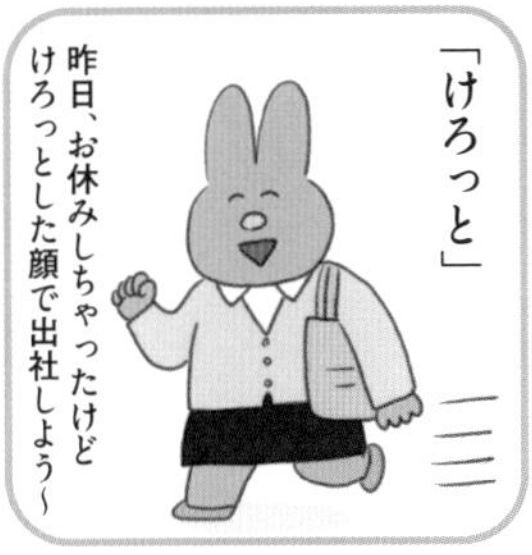
「けろっと」
昨日、お休みしちゃったけどけろっとした顔で出社しよう～

堂々としてれば誰も気にしないよー。嫌味には「耳くそがゴニョゴニョ言ってる～」って思えばいいよ!

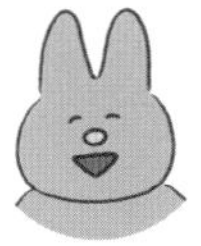

9 働きすぎない

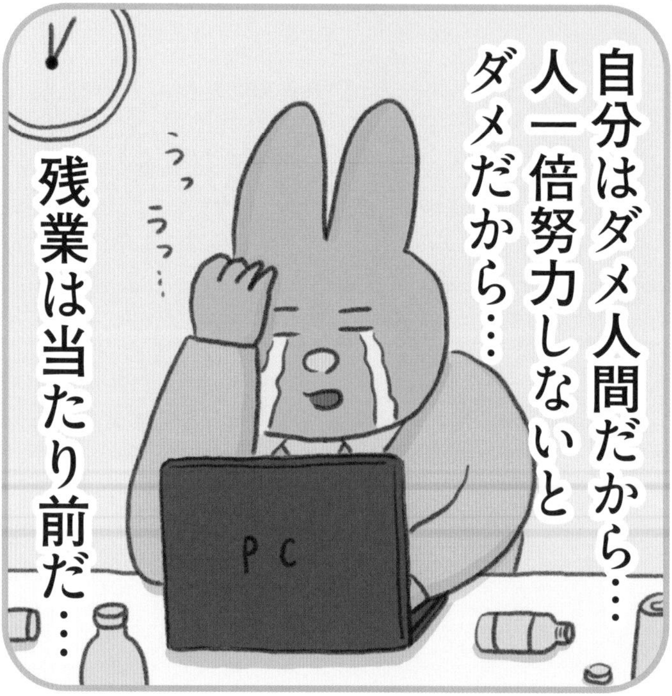
自分はダメ人間だから…
人一倍努力しないと
ダメだから…
残業は当たり前だ…
うっ
うっ…
PC

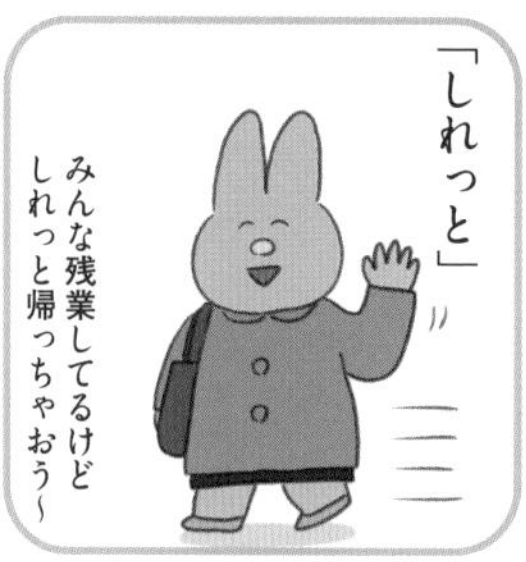
「しれっと」
みんな残業してるけど
しれっと帰っちゃおう〜

明日できることは、
明日やればいいっしょ！
シンプルに行こ〜！

がんばらない練習
仕事編

10 仲間に入ろうとしすぎない

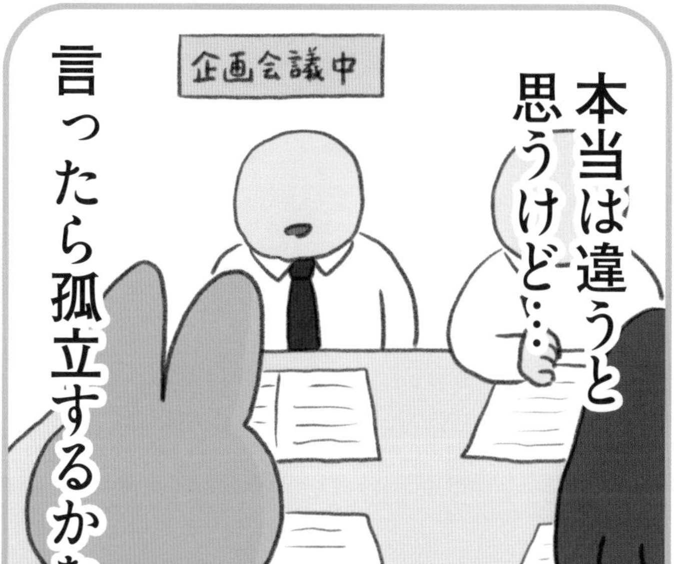
企画会議中
本当は違うと思うけど…
言ったら孤立するかな…

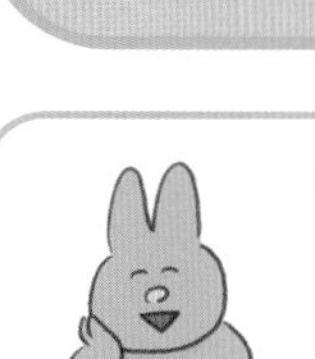
2：6：2
の法則!!

10人いたら2人には無条件で嫌われちゃうみたいだし～

「2:6:2の法則」は何をやっても好いてくれる人と嫌う人が2割ずつ、行動次第で変わる人が6割いるというもの。意見が合わなくても気にしないこと!

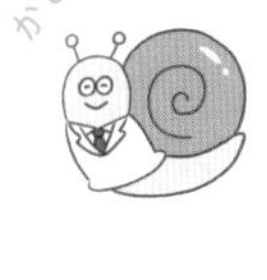
かのめポイント

がんばらない練習
仕事編

11 結果を求めすぎない

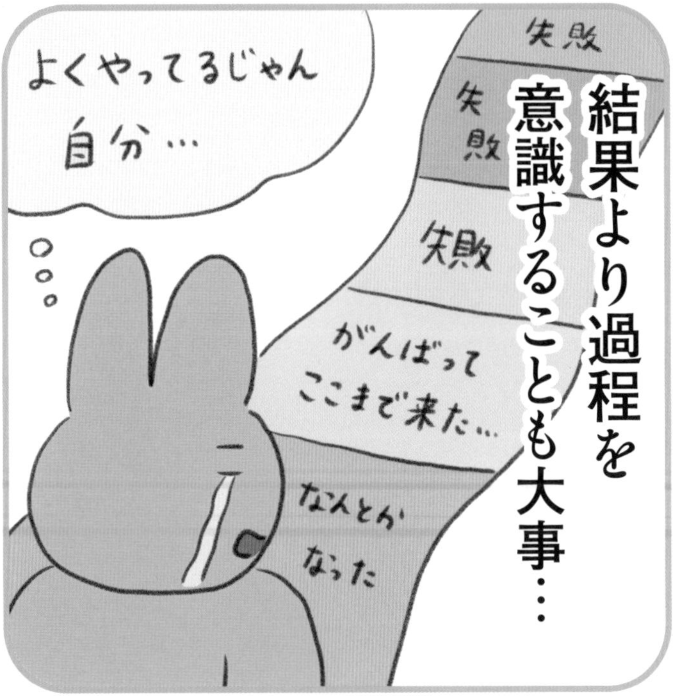

結果より過程を意識することも大事…
よくやってるじゃん
自分…
失敗
失敗
失敗
がんばって
ここまで来た…
なんとかなった

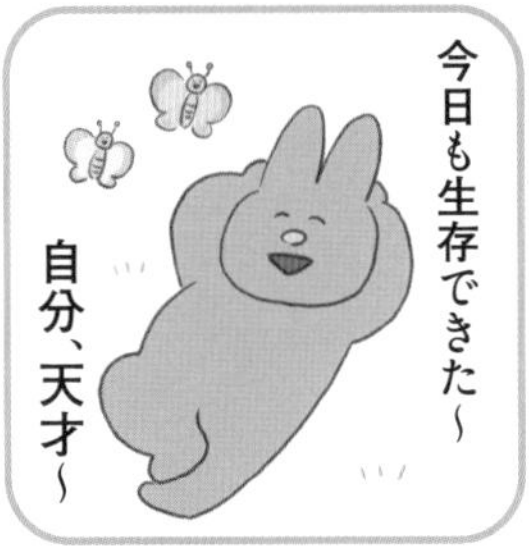

今日も生存できた～
自分、天才～

成果が出なくても気にしない。
今日1日生きて仕事しただけで
めちゃくちゃ偉い!!

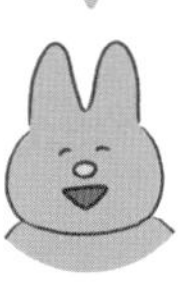

12 苦手なことにこだわりすぎない

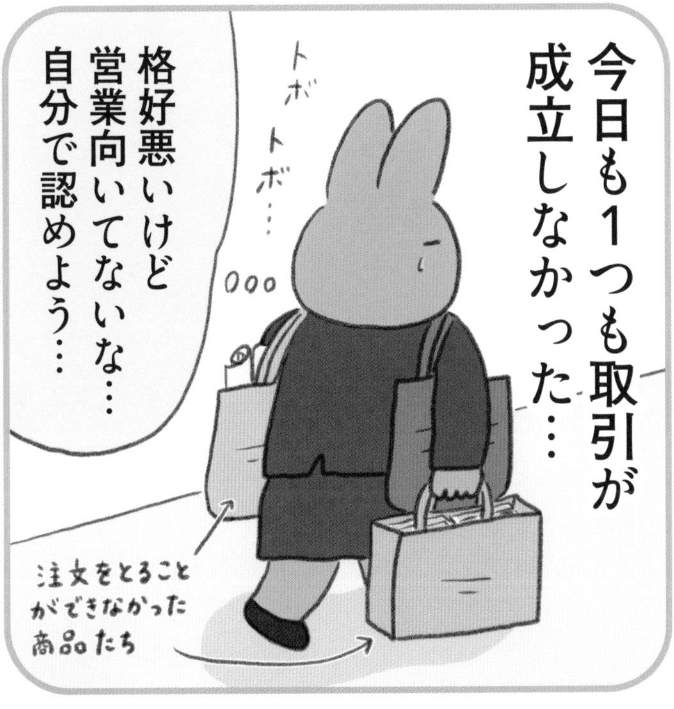
今日も1つも取引が成立しなかった…
格好悪いけど営業向いてないな…自分で認めよう…
トボトボ…
注文をとることができなかった商品たち

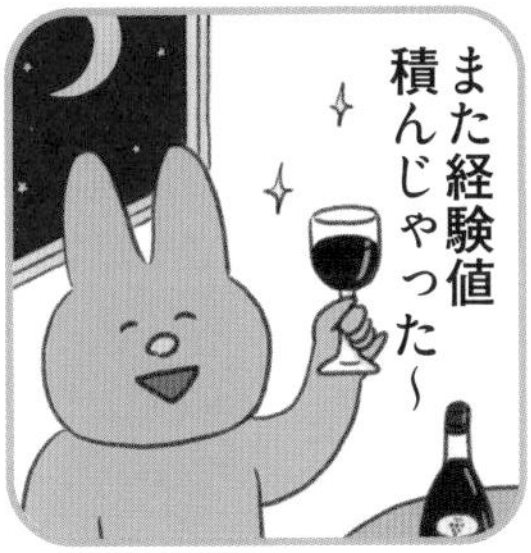
また経験値積んじゃった～

向いてないと思ったら、
こう考えて即切り替えよう!

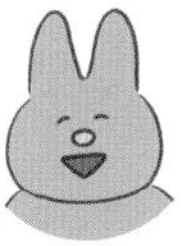

がんばらない練習
仕事編

13 環境が変わることを恐れない

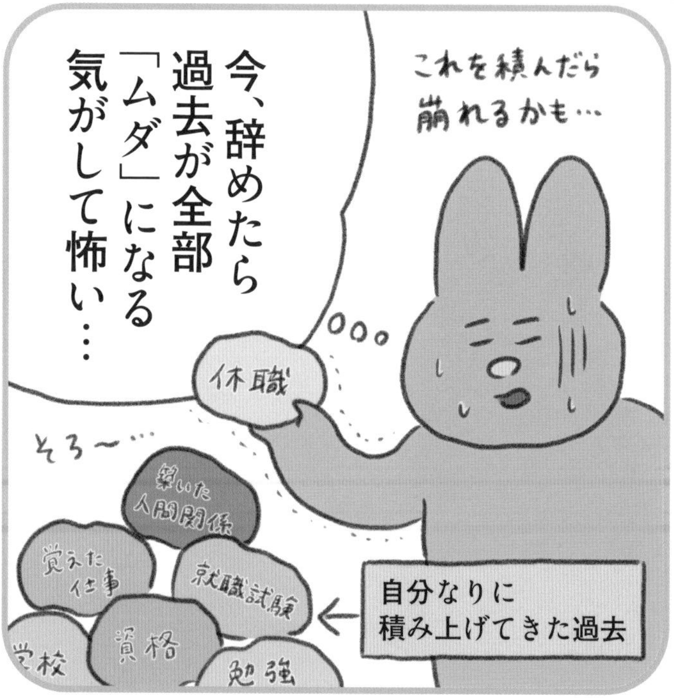
今、辞めたら過去が全部「ムダ」になる気がして怖い…
これを積んだら崩れるかも…
休職
そろ〜…
築いた人間関係
覚えた仕事
就職試験
資格
学校
勉強
自分なりに積み上げてきた過去

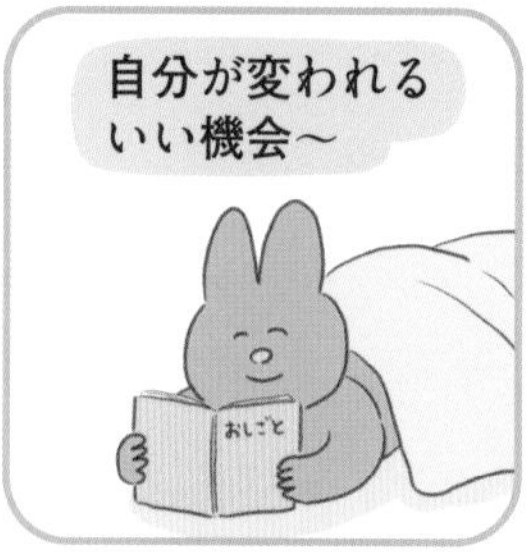
自分が変われるいい機会〜
おしごと

環境が変わるのは
自分が変わる大チャンス。
自分に合った生き方を見直そう！

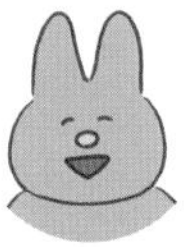

14 組織に依存しない

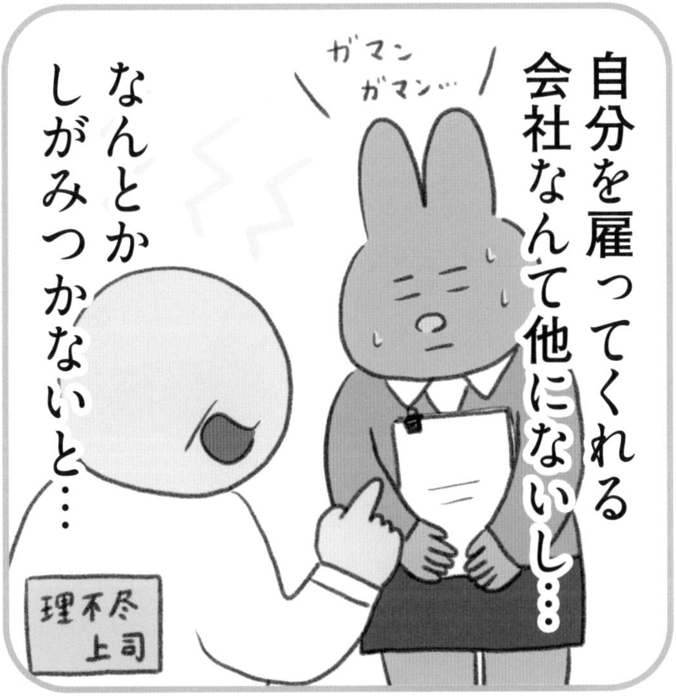
自分を雇ってくれる会社なんて他にないし…
ガマン ガマン…
なんとかしがみつかないと…
理不尽上司

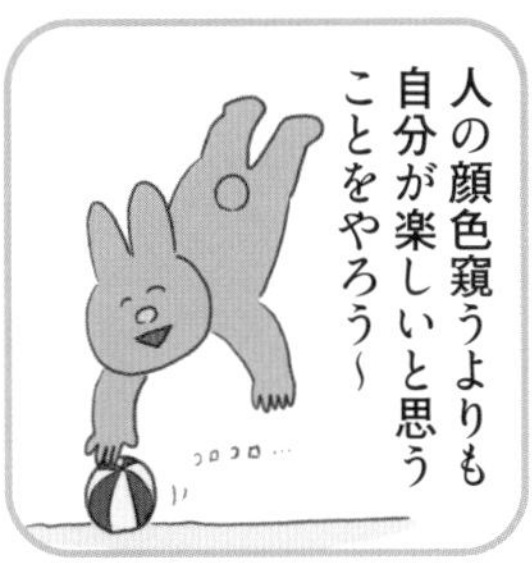
人の顔色窺うよりも自分が楽しいと思うことをやろう～
コロコロ…

自分を守れるのは自分だけ。
自分の人生なんだから、
組織より自分を大事にしよう!

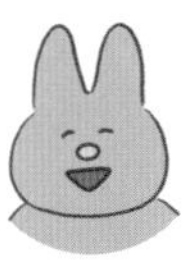

がんばらない練習
仕事編

15 仕事が好きなふりをしない

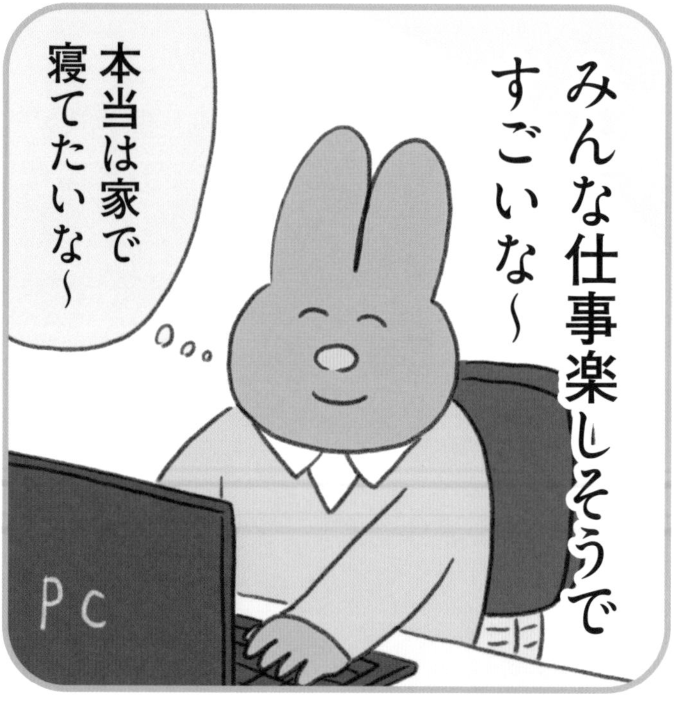
みんな仕事楽しそうで
すごいな〜
本当は家で
寝てたいな〜
PC

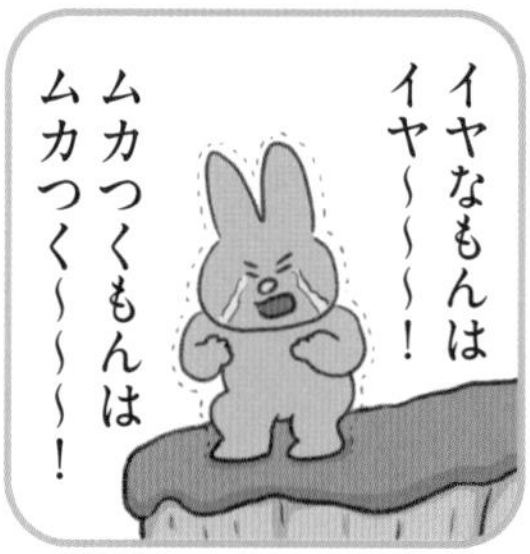
イヤなもんは
イヤ〜〜〜!
ムカつくもんは
ムカつく〜〜〜!

大人げないけど、大人だから言いたい。
言えないならトイレで言っちゃえ!

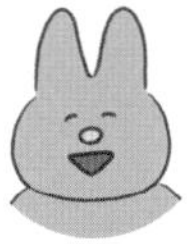

16 やることだけやれば空気でいい

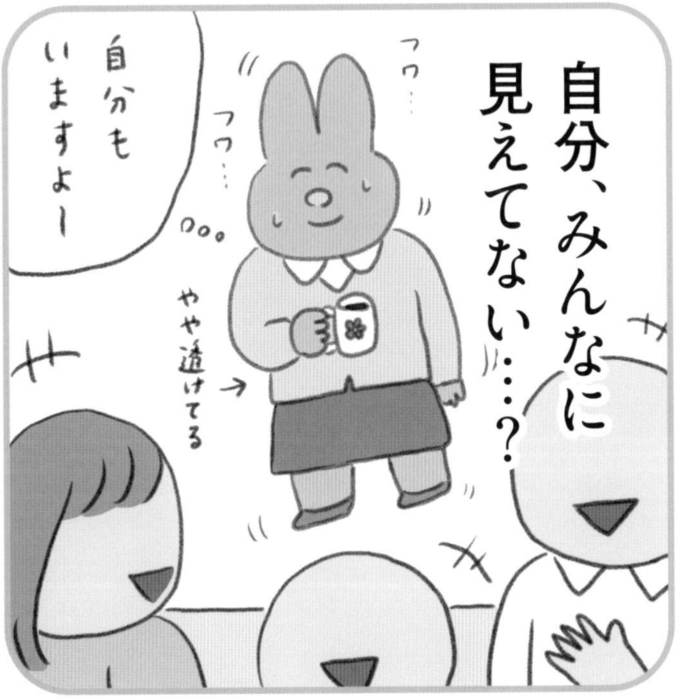
自分、みんなに見えてない…？
フワ…
フワ…
ooo
やや透けてる
自分もいますよー

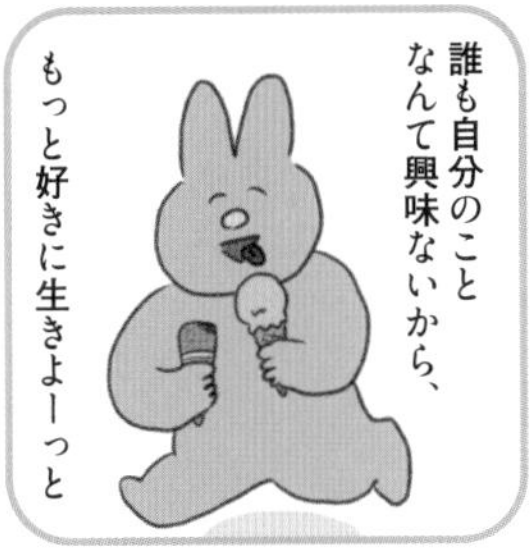
誰も自分のことなんて興味ないから、
もっと好きに生きよーっと

自分は空気だって考えれば、
逆に好きなように生きられる！

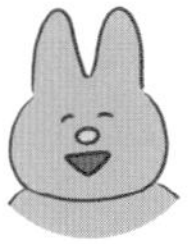

がんばらない練習
仕事編

17

無理して人と話さない

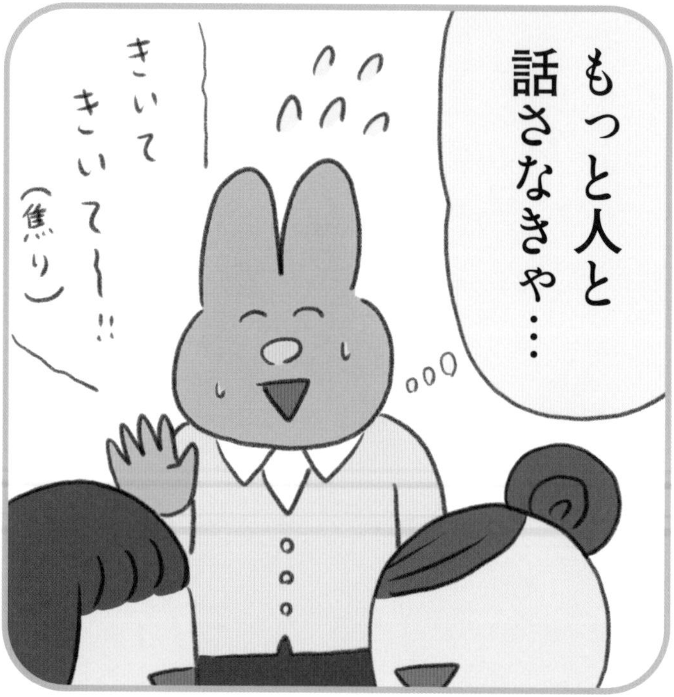
もっと人と話さなきゃ…
きいてきいて〜!!
(焦り)

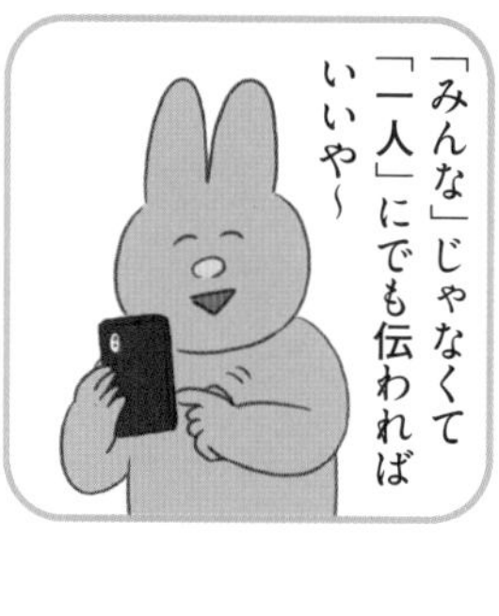
「みんな」じゃなくて「一人」にでも伝わればいいや〜

伝えたい人に伝わればいいし、話したいことがなかったら話さなくていいよ。話したくないのに誰かと話すのダルくない？

がんばらない練習
仕事編

18 元気なふりをしなくていい

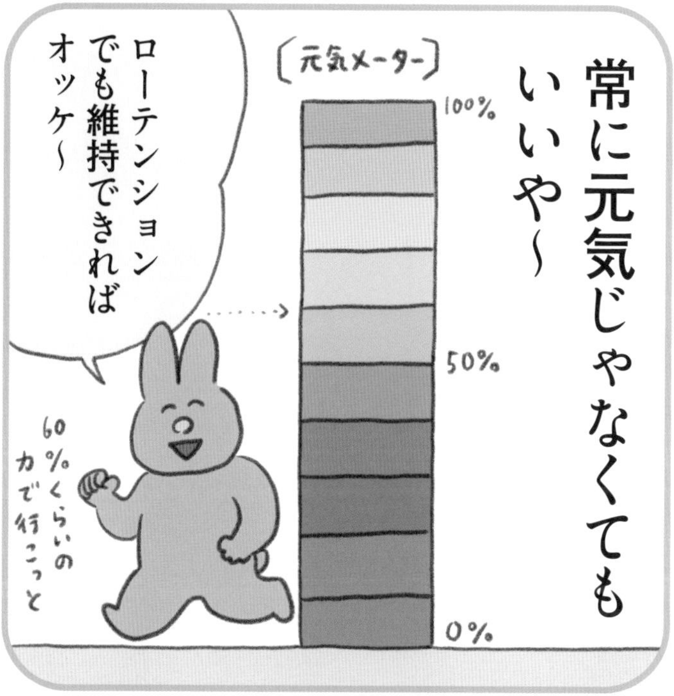
常に元気じゃなくても
いいや～
〔元気メーター〕
100%
50%
0%
ローテンション
でも維持できれば
オッケ～
60%くらいの
力で行こっと

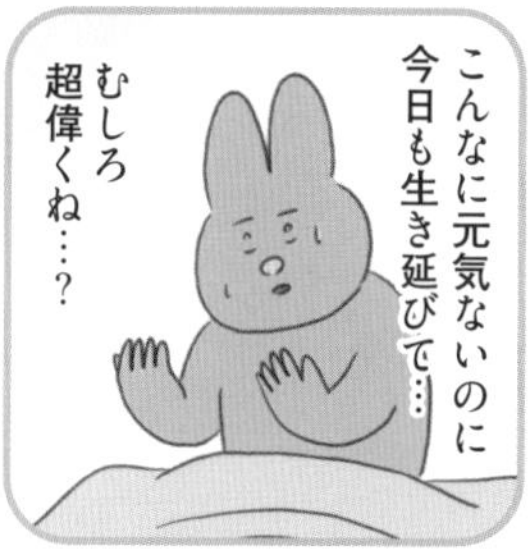
こんなに元気ないのに
今日も生き延びて…
むしろ
超偉くね…？

どんな状態だろうと、
今日を生き延びただけで偉い！
高級アイス、ご褒美に食べよう～！

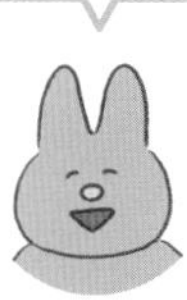

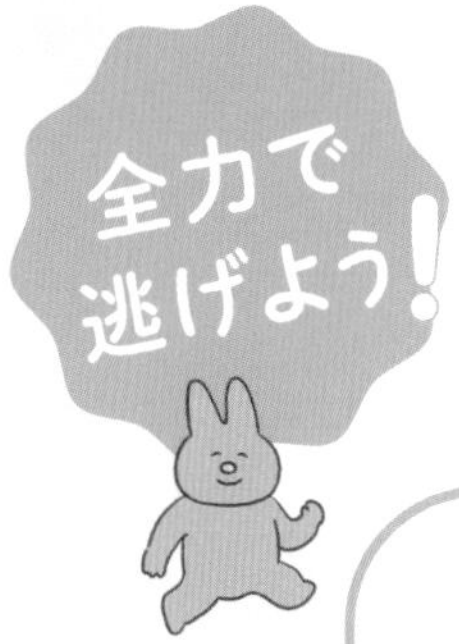
全力で
逃げよう!

こんな上司だったら
即、距離をおこう!

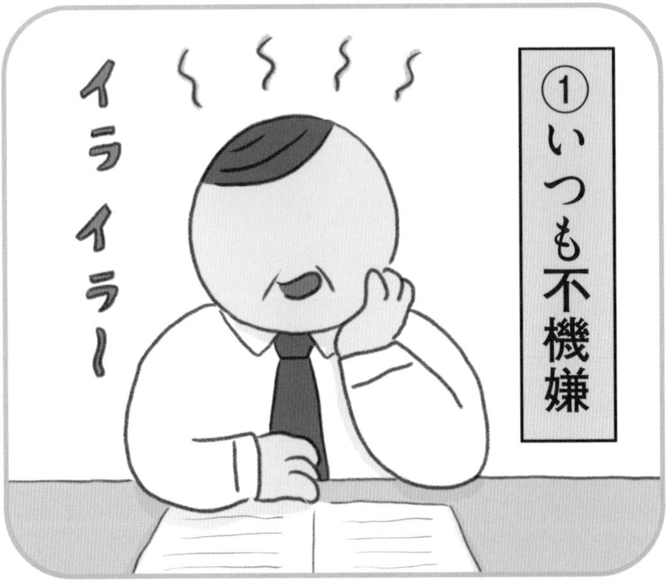
①いつも不機嫌
イラ イラ〜

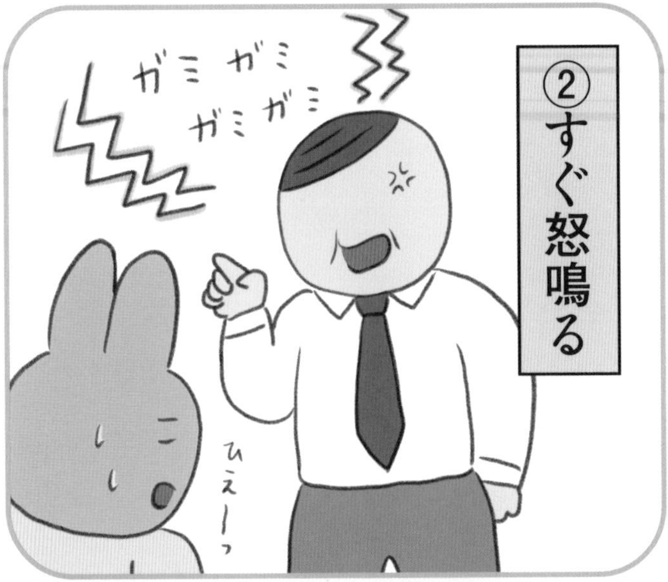
②すぐ怒鳴る
ガミガミ
ガミガミ
ひえーっ

上司だからって
我慢することは絶対にないよ!
病む前に逃げよう!

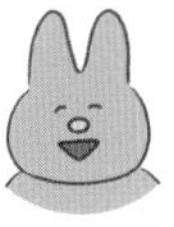

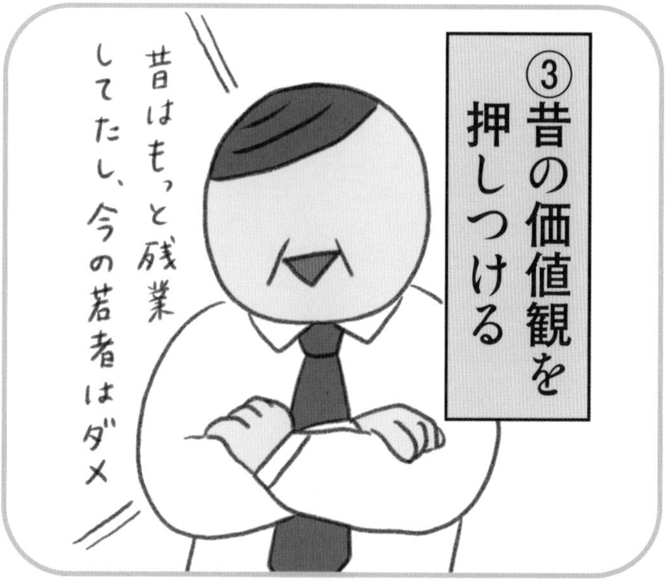
③昔の価値観を押しつける
昔はもっと残業してたし、今の若者はダメ

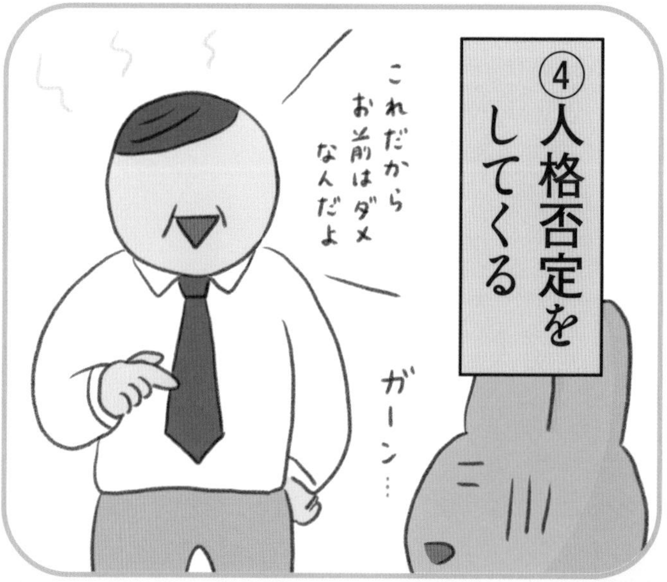
④人格否定をしてくる
これだからお前はダメなんだよ
ガーン…

なおにゃんのゆっくりいこう

天才パーティー

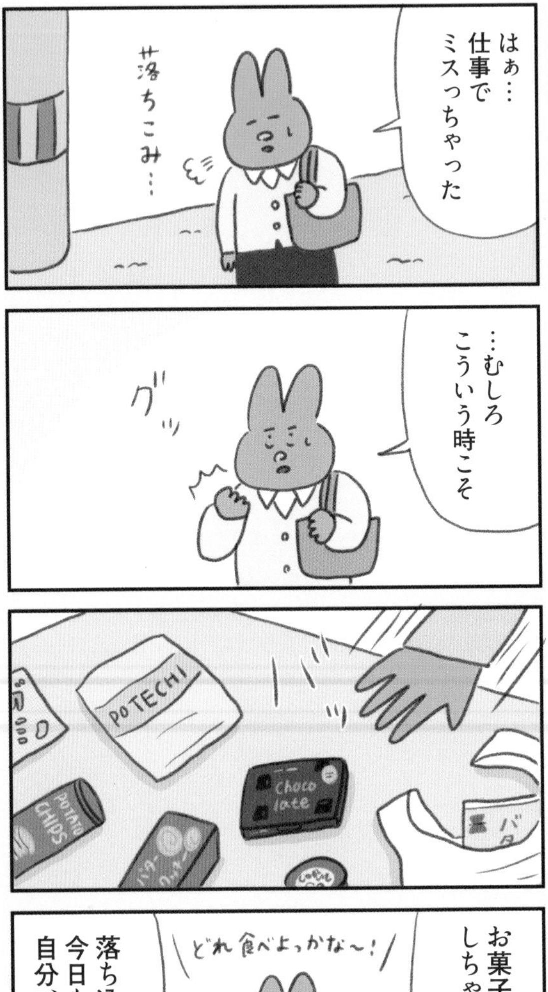
はぁ…
仕事でミスっちゃった
落ちこみ…
…むしろ
こういう時こそ
グッ
POTECHI
バッ
POTATO CHIPS
Choco late
お菓子パーティー
しちゃお〜っと
どれ食べよっかな〜!
落ち込んでるのに
今日も生きてる
自分、超天才〜

3章

がんばらない練習 友達編

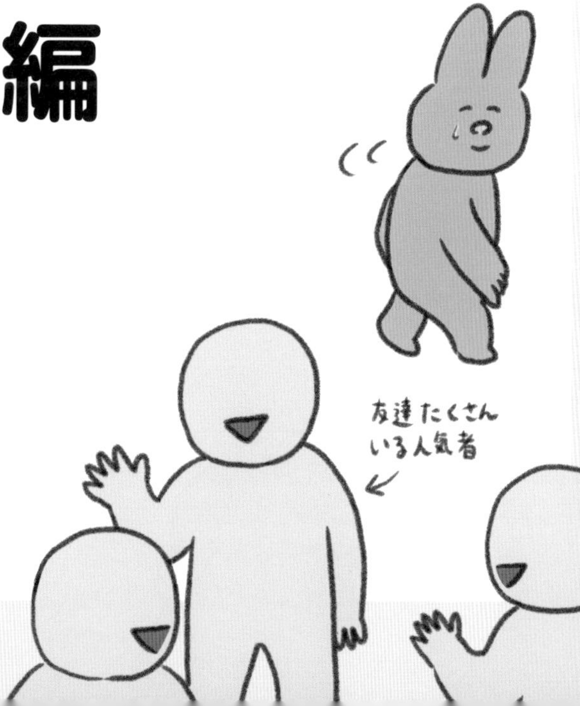

友達との付き合いも
がんばらなくていい。

友達と自分を比べて
つらくなっても、それも自分だし
友達に合わせて
明るいキャラを演じなくてもいい。

1人が好きなら
モグラになって堂々と
地下ライフを楽しんだっていいんだ。

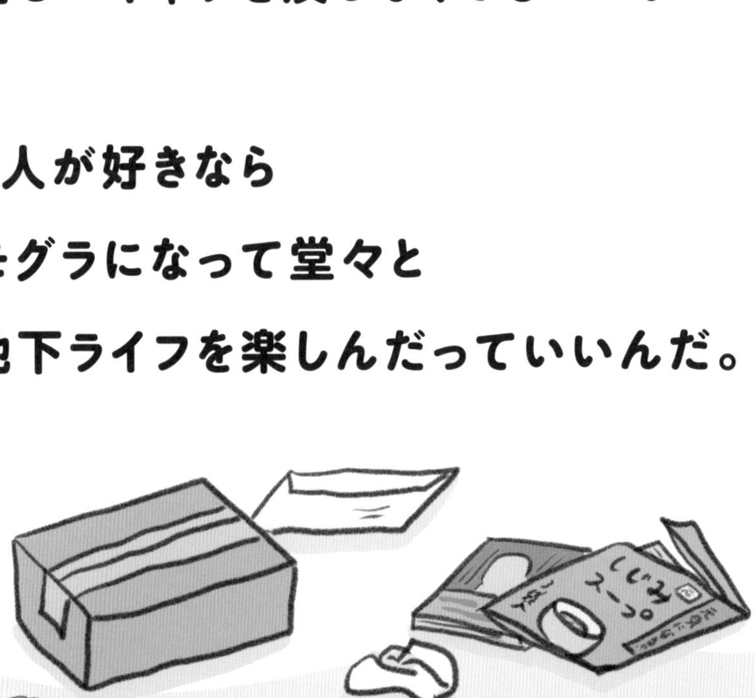

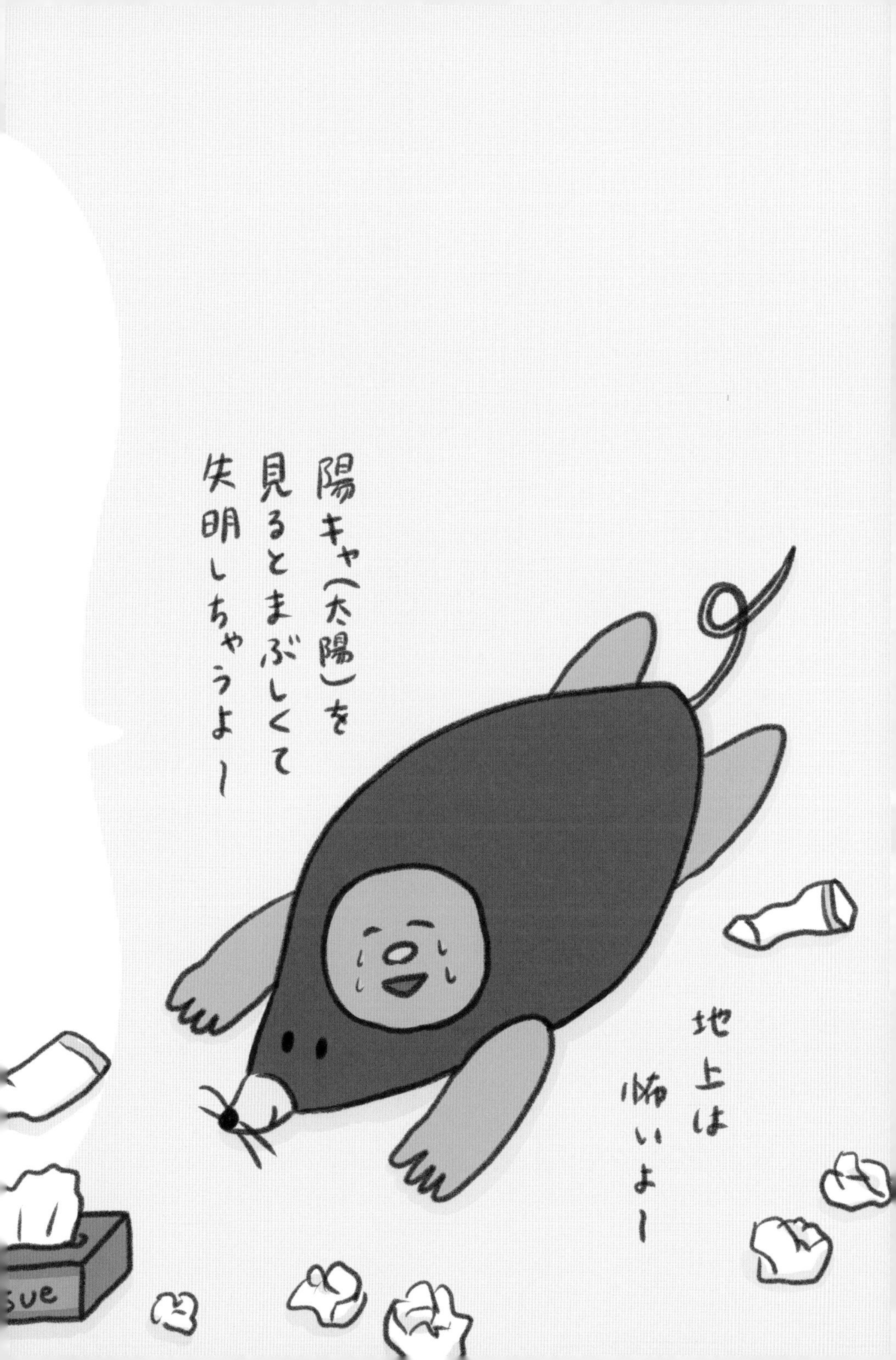
陽キャ(太陽)を
見るとまぶしくて
失明しちゃうよー
地上は
怖いよー

がんばらない練習
友達編

1 友達軸で考えない

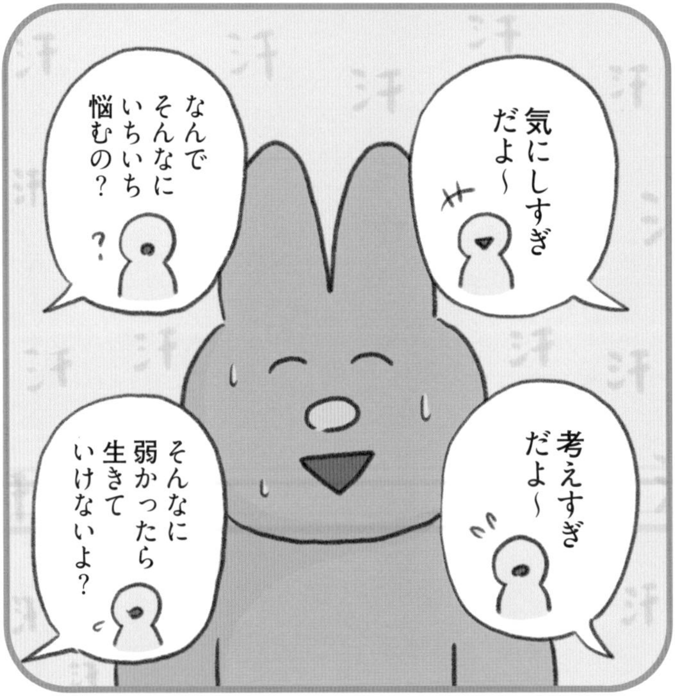
気にしすぎだよ～
なんでそんなにいちいち悩むの？
考えすぎだよ～
そんなに弱かったら生きていけないよ？

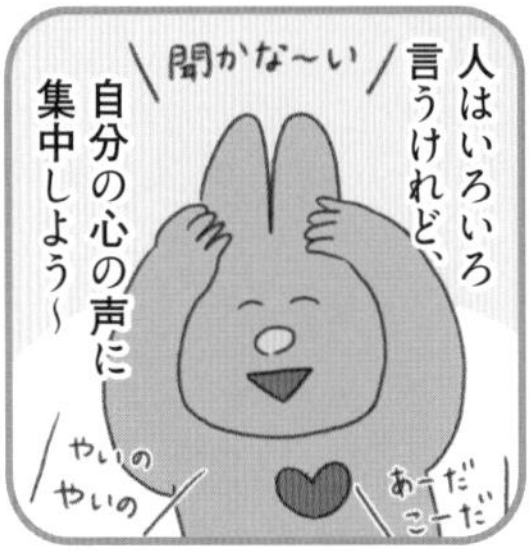
人はいろいろ言うけれど、
聞かな～い
自分の心の声に集中しよう～
やいのやいの
あーだこーだ

人の声って聞こえるとどうしても
気になるから、最初から聞かなくてよし！
自分の心の声だけ聞いていこう～。

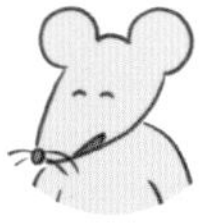

2 フォロワー数は見ない

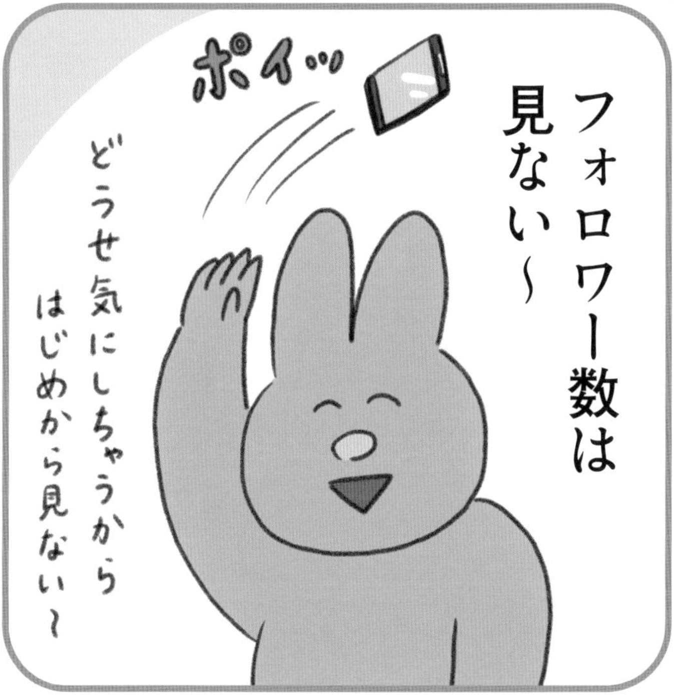
ポイッ
フォロワー数は見ない〜
どうせ気にしちゃうからはじめから見ない〜

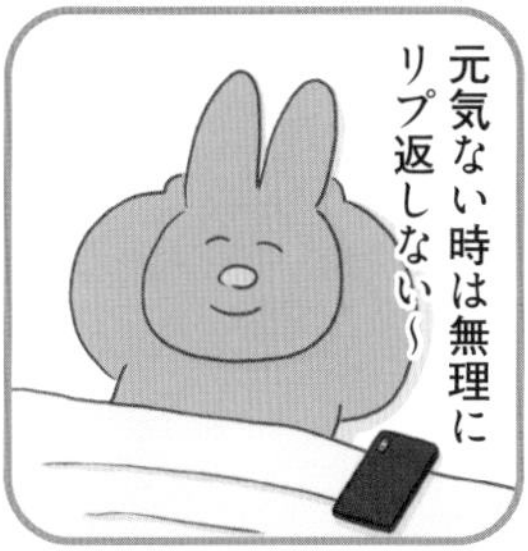
元気ない時は無理にリプ返しない〜

コメントがつくと「返さなくちゃ！」って思うけど、義務じゃないよ。SNSは時間と元気のある時だけにしよ！

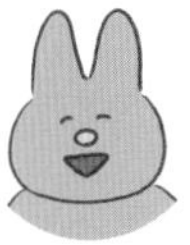

がんばらない練習
友達編

3 陰キャを否定しない

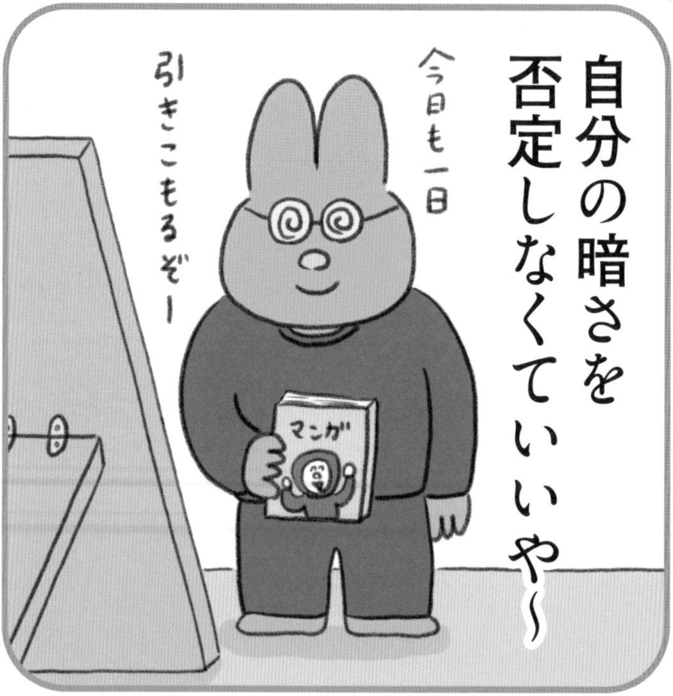
自分の暗さを否定しなくていいや〜
今日も一日
引きこもるぞー
マンガ

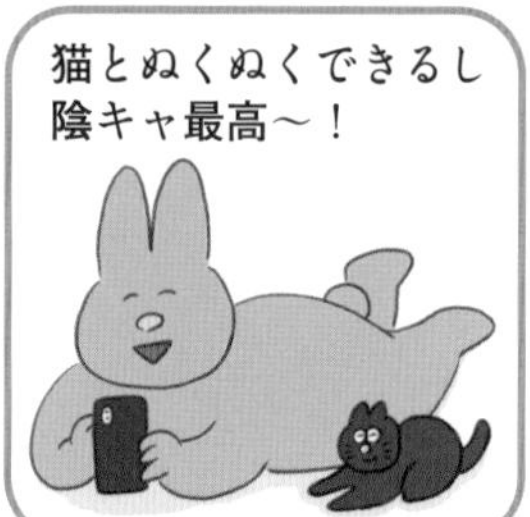
猫とぬくぬくできるし
陰キャ最高〜！

誘われないからお金貯まるし、
趣味に没頭できるし、家で動画
見放題だし、陰キャ最高じゃない…？

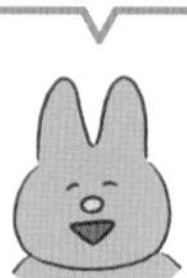

がんばらない練習
友達編

4 友達と比較しない

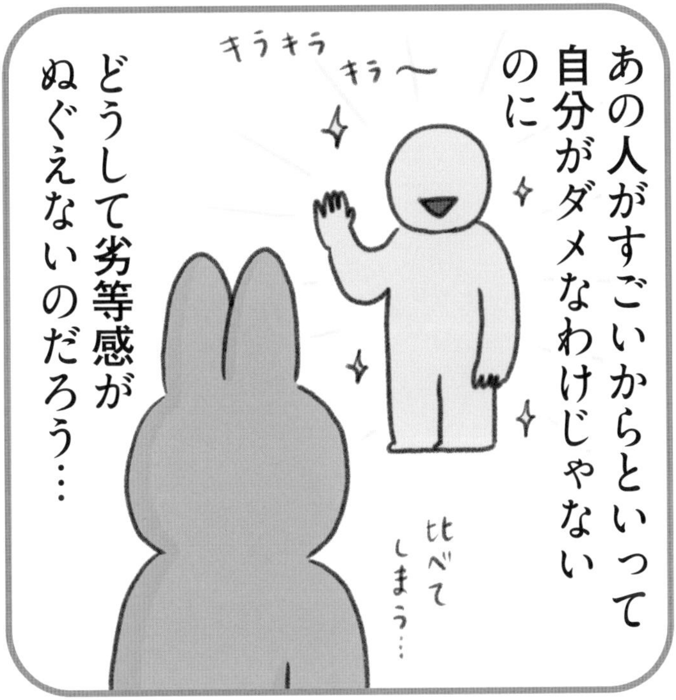

あの人がすごいからといって
自分がダメなわけじゃない
のに
キラキラ
キラ〜
どうして劣等感が
ぬぐえないのだろう…
比べてしまう…

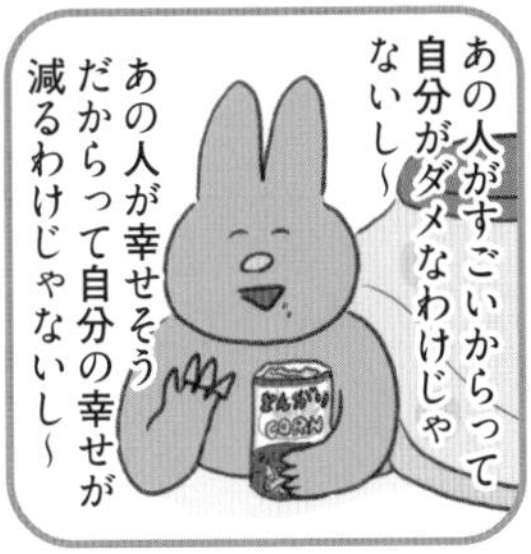

あの人がすごいからって
自分がダメなわけじゃ
ないし〜
あの人が幸せそう
だからって自分の幸せが
減るわけじゃないし〜

自分の幸せがあればそれでいいんだよ。自分を否定する必要なんてない！

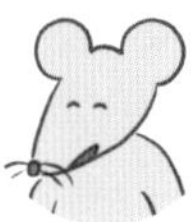

がんばらない練習
友達編

5 スベっても全然OK!

スベることを恐れない
むしろスベってる自分を
面白がる

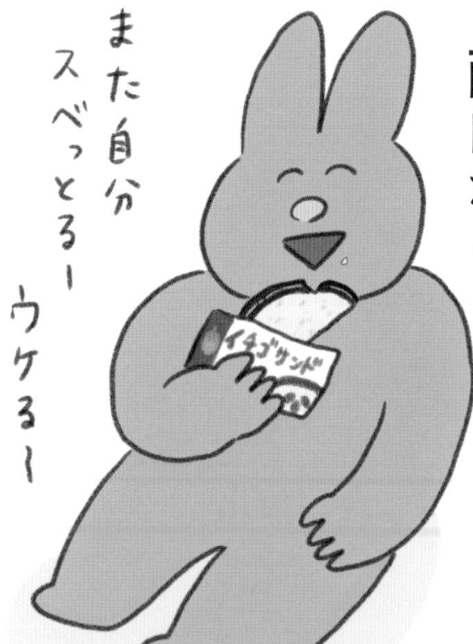
また自分
スベっとるー
ウケるー

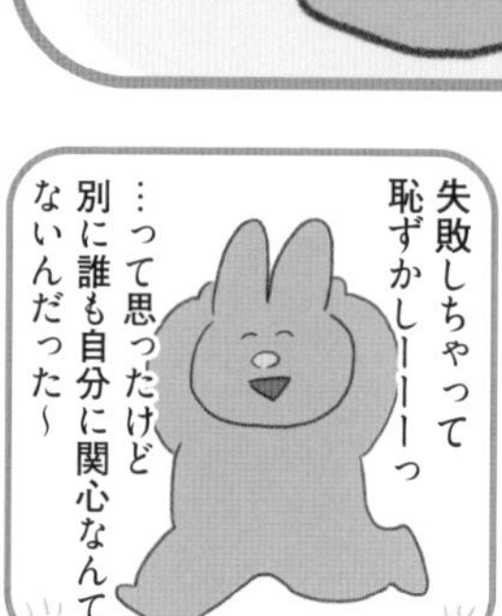
失敗しちゃって恥ずかしーーーっ
…って思ったけど別に誰も自分に関心なんてないんだった〜

みんな自分のことで精一杯で人のことなんて気にしてないよ。だから気にするのやめよ!

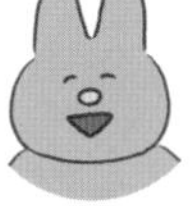

むしろスベったのおいしくない? ウケる〜!

6 友達の反応を気にしない

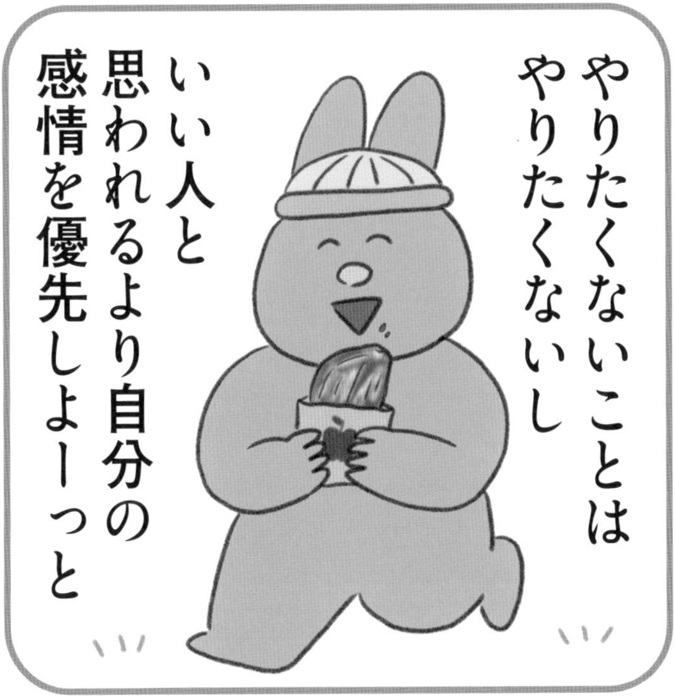
やりたくないことは
やりたくないし
いい人と
思われるより自分の
感情を優先しよーっと

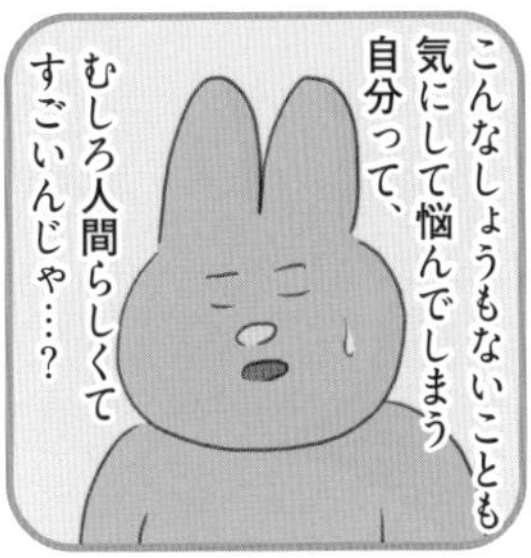
こんなしょうもないことも
気にして悩んでしまう
自分って、
むしろ人間らしくて
すごいんじゃ…？

そうは言っても反応がどうしても
気になる時もある。
そんな自分、人間らしくて最高！

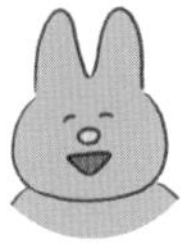

がんばらない練習
友達編

7 悪口に反応しない

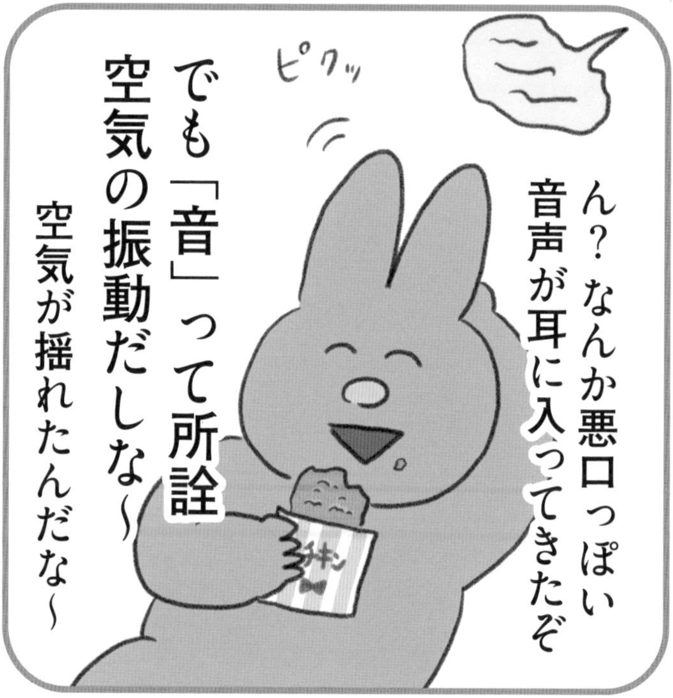
ん？なんか悪口っぽい
音声が耳に入ってきたぞ
ピクッ
チキン
でも「音」って所詮
空気の振動だしな〜
空気が揺れたんだな〜

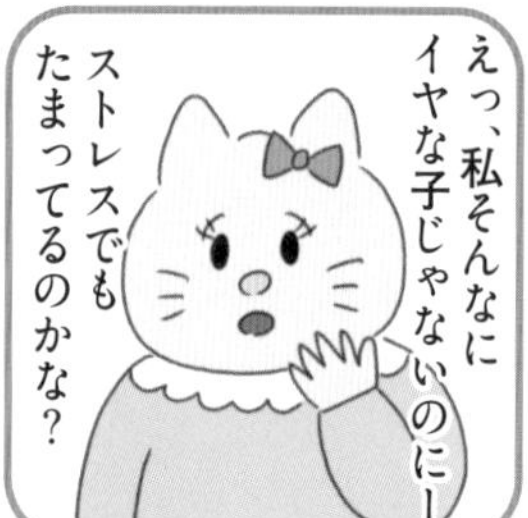
えっ、私そんなにイヤな子じゃないのに〜
ストレスでもたまってるのかな？

真に受けて落ち込まないで、相手を心配するくらいの余裕を見せてやれ！
わざわざ悪口言ってくるような人に悩む必要なくね？

がんばらない練習
友達編

8

みんなに好かれようとしない

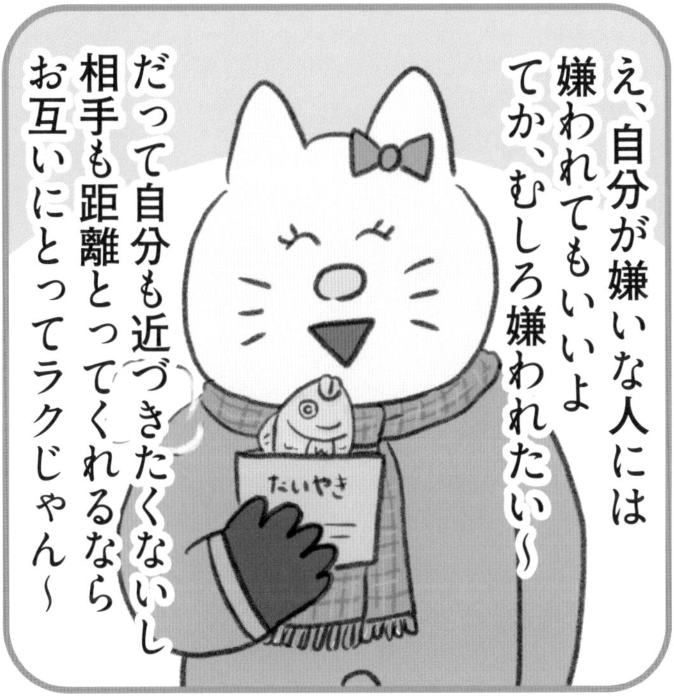
え、自分が嫌いな人には
嫌われてもいいよ
てか、むしろ嫌われたい〜
だって自分も近づきたくないし
相手も距離とってくれるなら
お互いにとってラクじゃん〜
たいやき

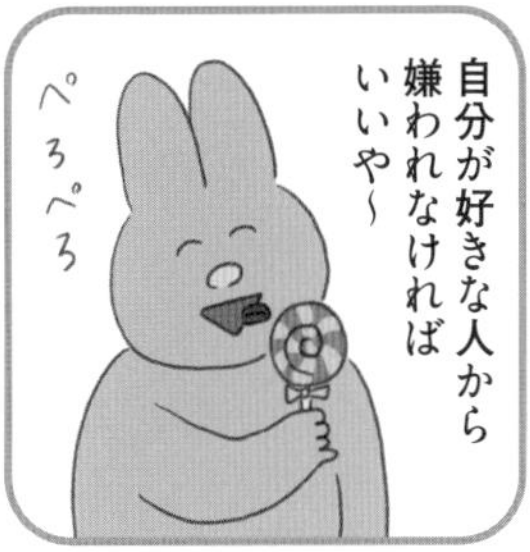
自分が好きな人から
嫌われなければ
いいや〜
ぺろぺろ

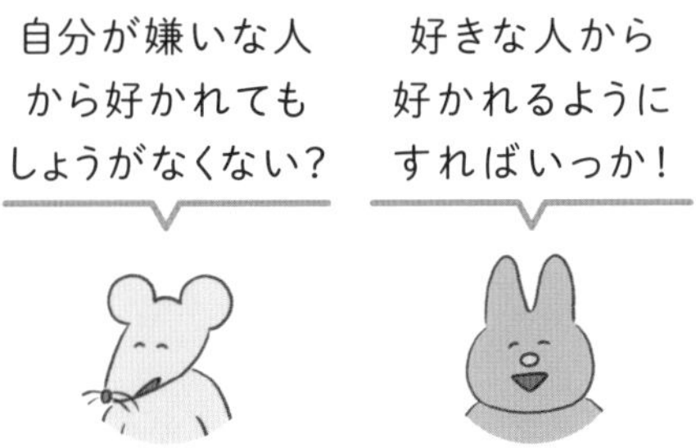
自分が嫌いな人
から好かれても
しょうがなくない?
好きな人から
好かれるように
すればいっか!

がんばらない練習
友達編

9 自分を大きく見せようとしない

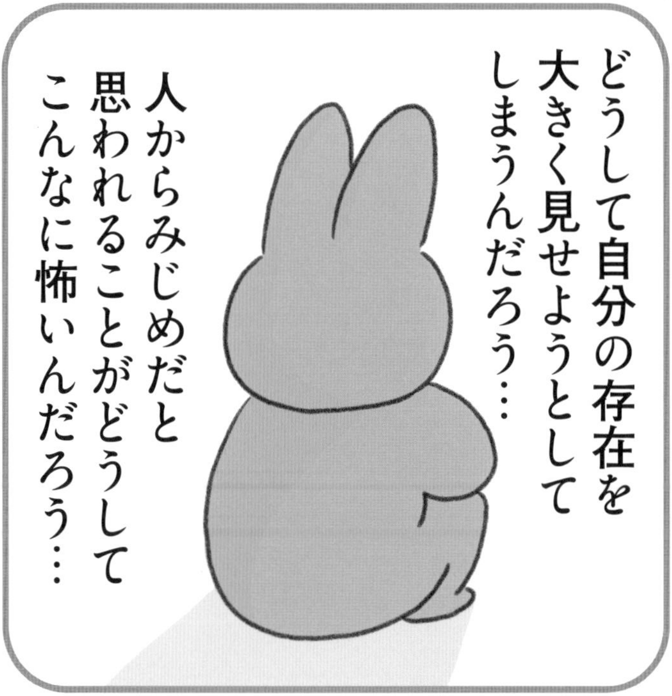
どうして自分の存在を大きく見せようとしてしまうんだろう…
人からみじめだと思われることがどうしてこんなに怖いんだろう…

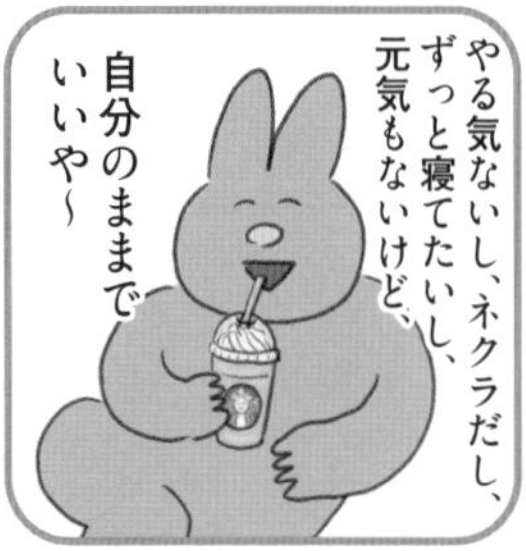
やる気ないし、ネクラだし、
ずっと寝てたいし、
元気もないけど、
自分のままでいいや〜

少しずつでもいいから、等身大の自分でいられるようになりたい…！

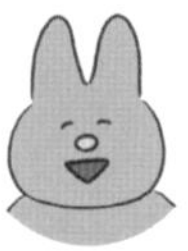

がんばらない練習 友達編

10

真面目をコンプレックスにしない

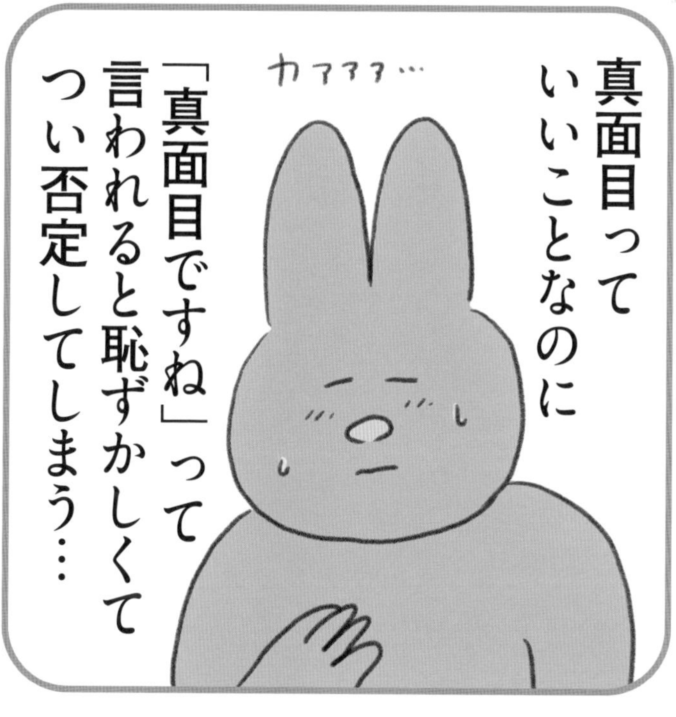

真面目って
いいことなのに
「真面目ですね」って
言われると恥ずかしくて
つい否定してしまう…
カァァァ…

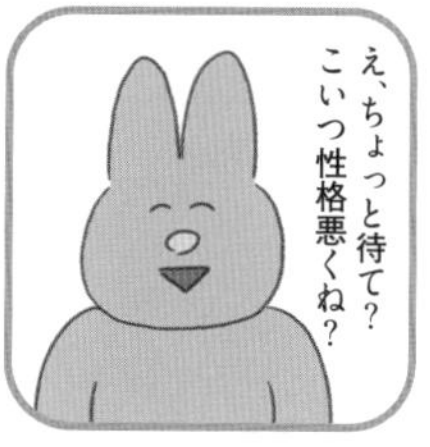

え、ちょっと待て？
こいつ性格悪くね？

こう考えよう

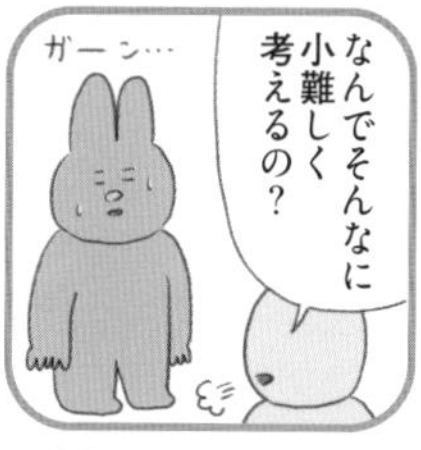

なんでそんなに
小難しく
考えるの？
ガーン…

こう言われたら…

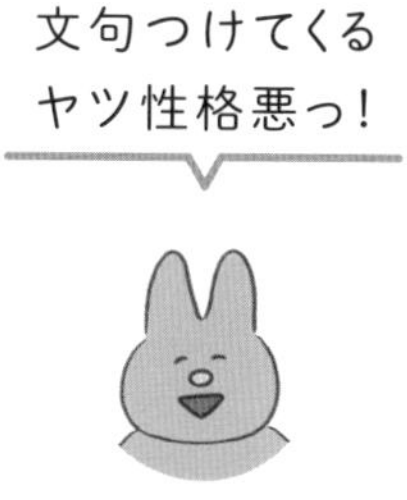

文句つけてくる
ヤツ性格悪っ！

がんばらない練習
友達編

11 批判を自分のことと考えない

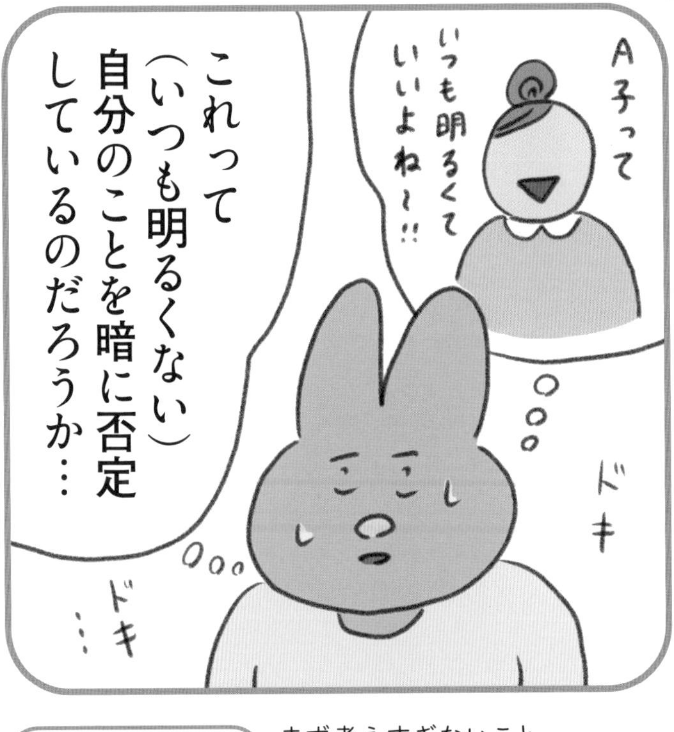
A子って
いつも明るくて
いいよね〜!!
これって（いつも明るくない）自分のことを暗に否定しているのだろうか…
ドキ
ドキ…

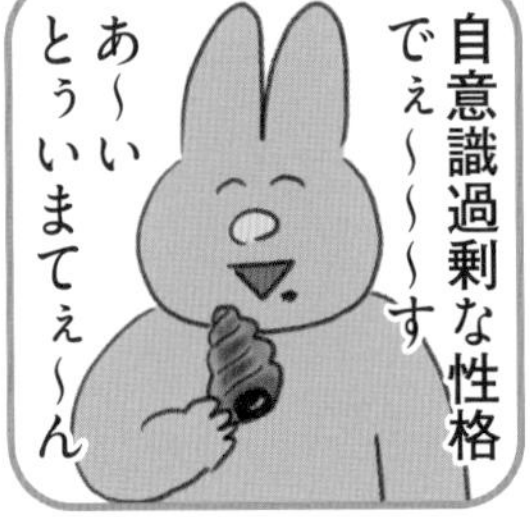
自意識過剰な性格
でぇ〜〜〜す
あ〜い
とぅいまてぇ〜ん

まず考えすぎないこと。
それでも気になるなら、
そんな自分ごと受け入れてあげよう！

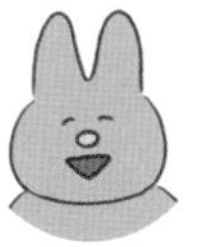

がんばらない練習
友達編

12 嫉妬の感情を許す

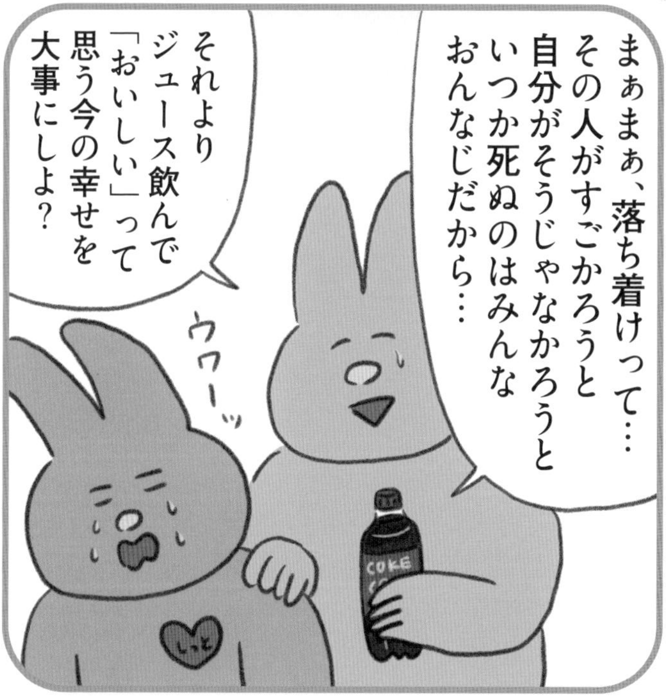
まぁまぁ、落ち着けって…
その人がすごかろうと
自分がそうじゃなかろうと
いつか死ぬのはみんな
おんなじだから…
それより
ジュース飲んで
「おいしい」って
思う今の幸せを
大事にしよ？
ウワーッ
しっと
COKE

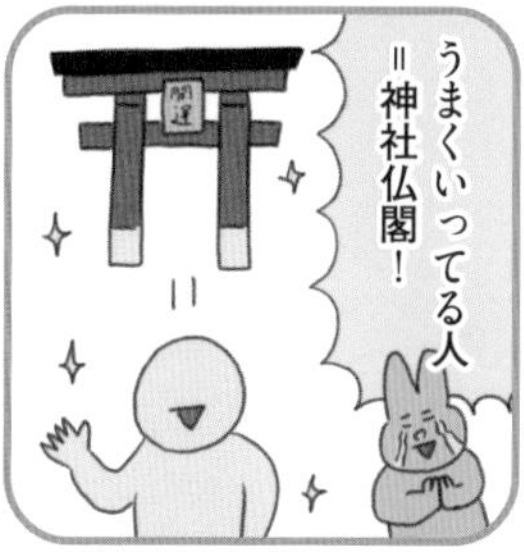
開運
うまくいってる人
=神社仏閣！

キラキラしてる友だちってパワースポットみたいなもんじゃね？ うらやむんじゃなくてあやかったほうがいいよー！

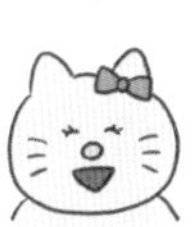

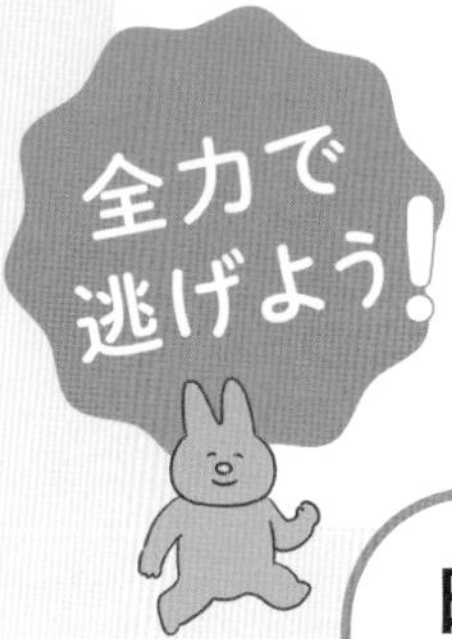
全力で
逃げよう!

こう言われたら即SOS!

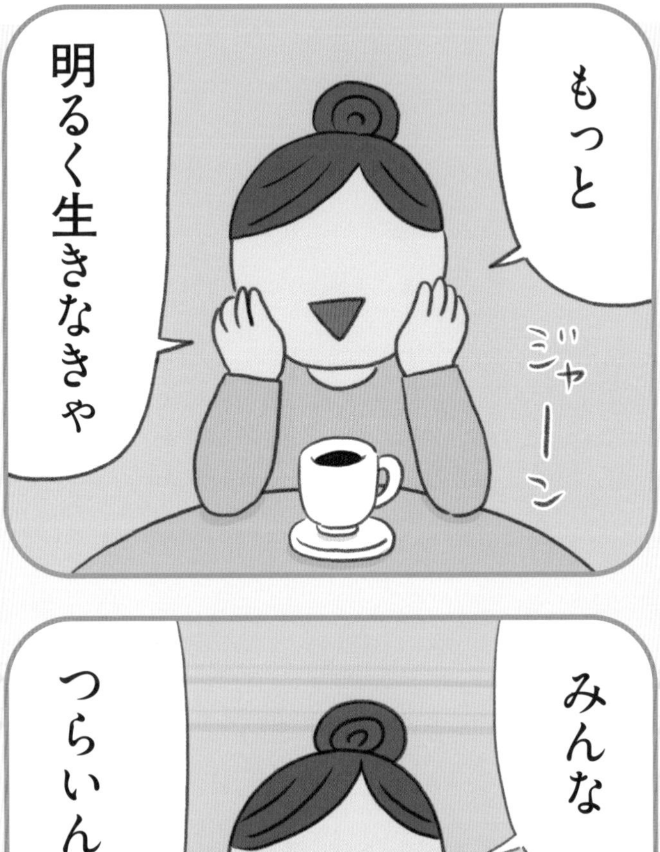
もっと
明るく生きなきゃ
ジャーン
みんな
つらいんだよ?
ジャーン

こんなこと言われたら
話すのもイヤになる…！
モールス信号使いたい…。

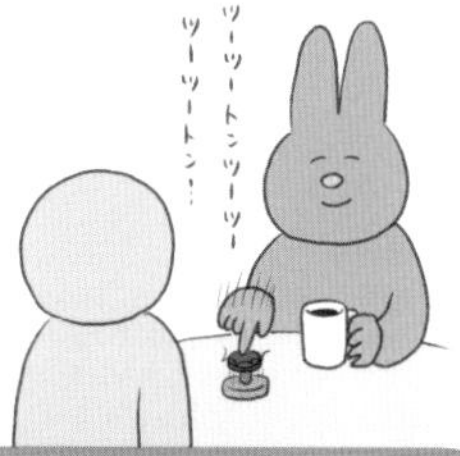
ツーツートンツーツー
ツーツートン…

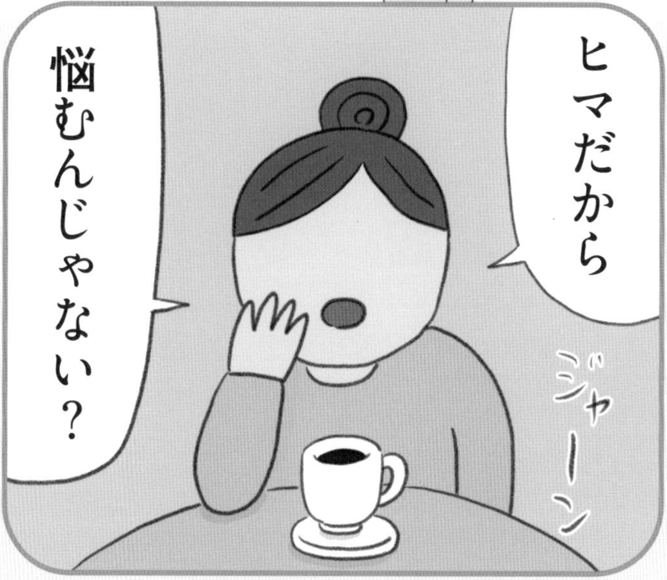
ヒマだから
悩むんじゃない？
ジャーン

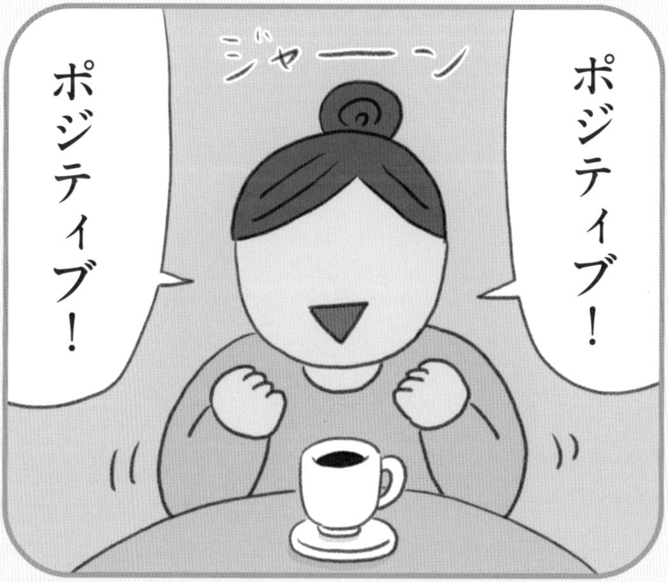
ジャーーン
ポジティブ！
ポジティブ！

なおにゃんのゆっくりいこう

ギャルって最高

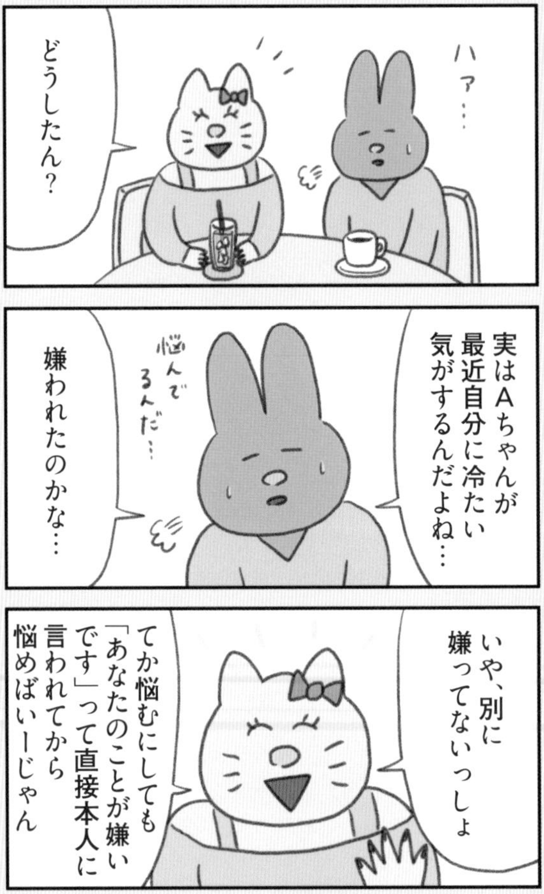
ハア…
どうしたん？
実はAちゃんが最近自分に冷たい気がするんだよね…
悩んでるんだ…
嫌われたのかな…
いや、別に嫌ってないっしょ
てか悩むにしても「あなたのことが嫌いです」って直接本人に言われてから悩めばいーじゃん
ギャル〜〜ッ！！！！
好き!!
最高か〜〜ッ！！！！！
それよりこのネイルかわいくない?!

4章

がんばらない練習 自分編

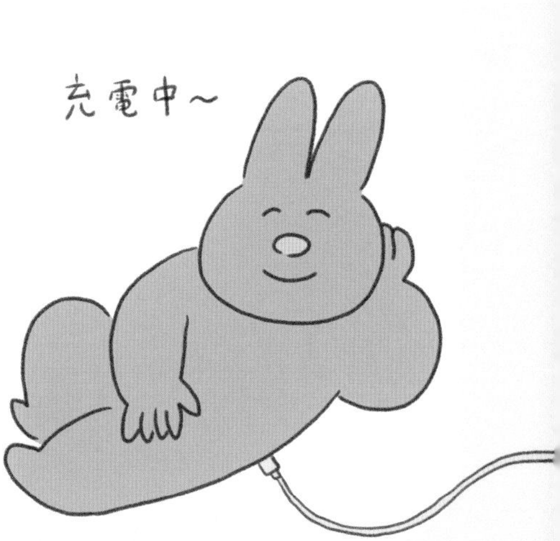

「○○できない自分はダメなんだ」
「人に迷惑をかける自分はダメだ」
少しでもダメなところを見つけては
がんばってない自分はダメなんだって、
自分を責める。

そのたびに
自己肯定感が一気になくなっていく。

そもそもがんばらなくていいんだよ。
生きてるだけで
もう十分がんばってるんだから。

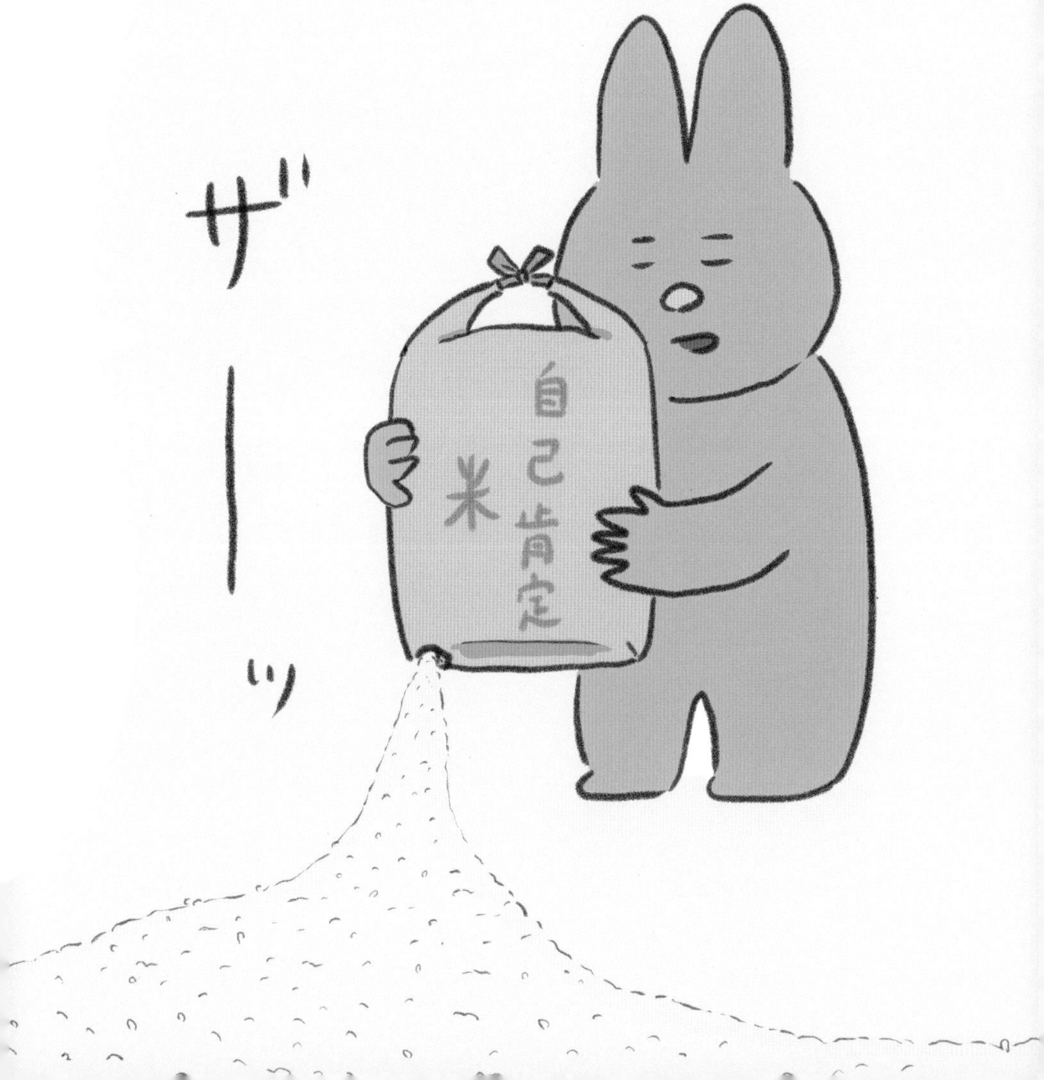
ザーッ
自己肯定
米

がんばらない練習
自分編

1

「○○すべき」と決めつけない

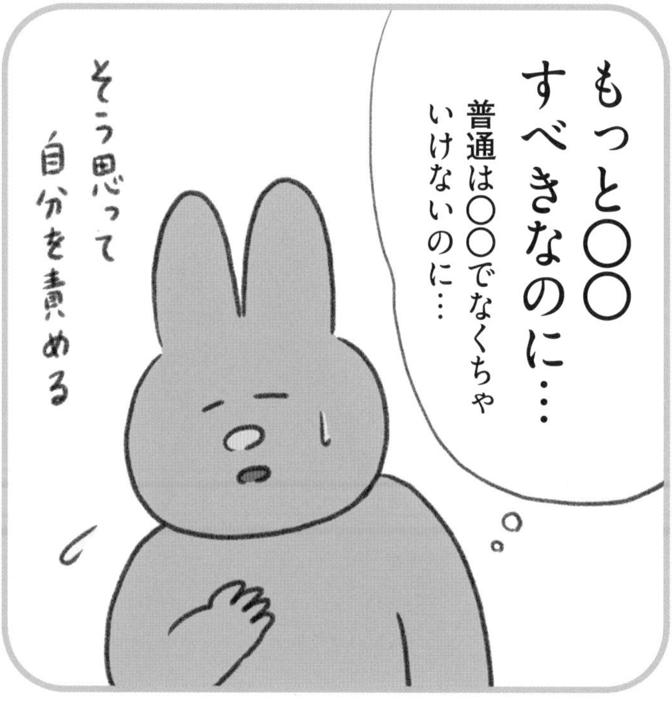
もっと○○すべきなのに…
普通は○○でなくちゃいけないのに…
そう思って自分を責める

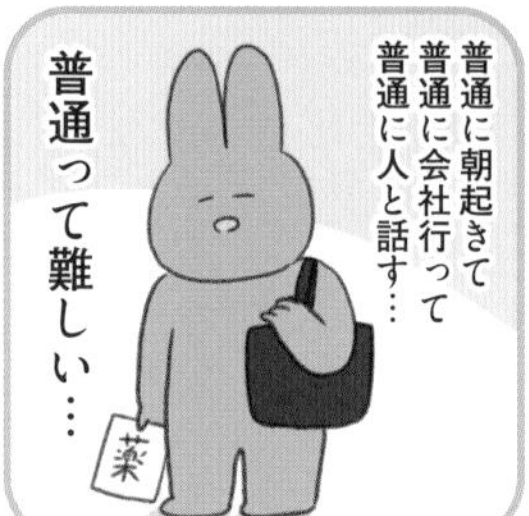
普通に朝起きて
普通に会社行って
普通に人と話す…
普通って難しい…
薬

「普通は○○なのに」とか言うけど
人によって違うし、普通って難しいよ？
だから普通に過ごそうなんて
思う必要ない！

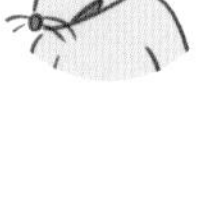

がんばらない練習
自分編
2

0か100かで考えない

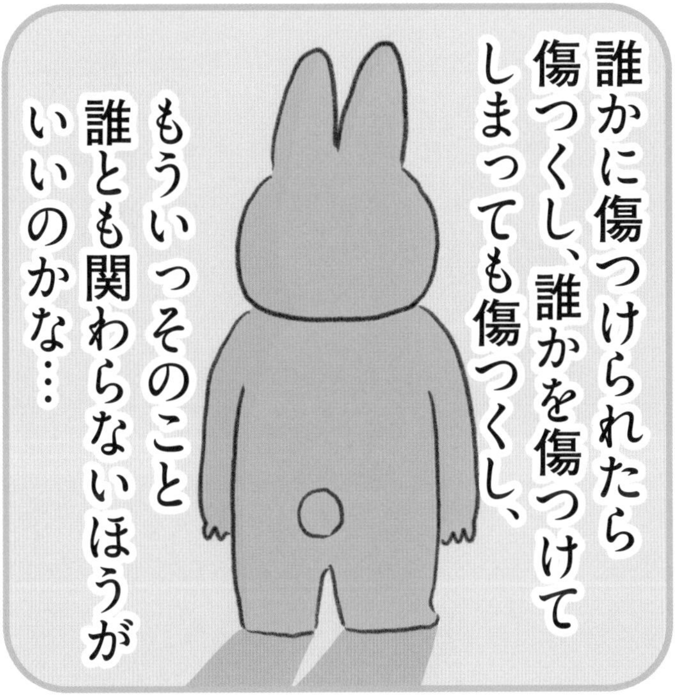
誰かに傷つけられたら
傷つくし、誰かを傷つけて
しまっても傷つくし、
もういっそのこと
誰とも関わらないほうが
いいのかな…

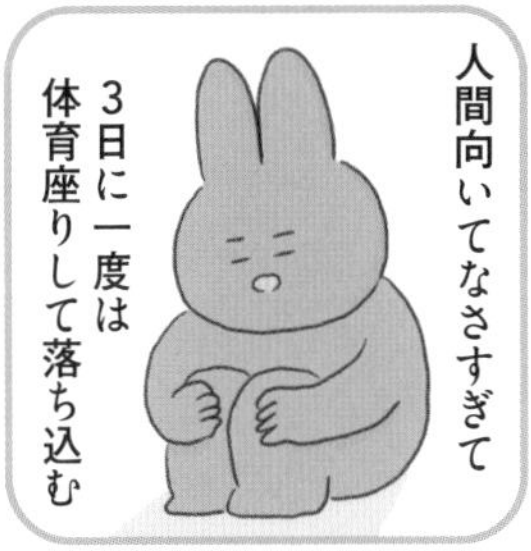
人間向いてなさすぎて
3日に一度は
体育座りして落ち込む

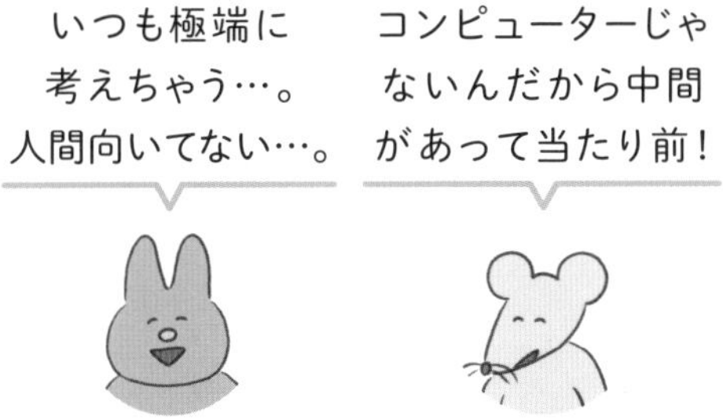
いつも極端に考えちゃう…。人間向いてない…。
コンピューターじゃないんだから中間があって当たり前！

3 自分が原因だと心配しすぎない

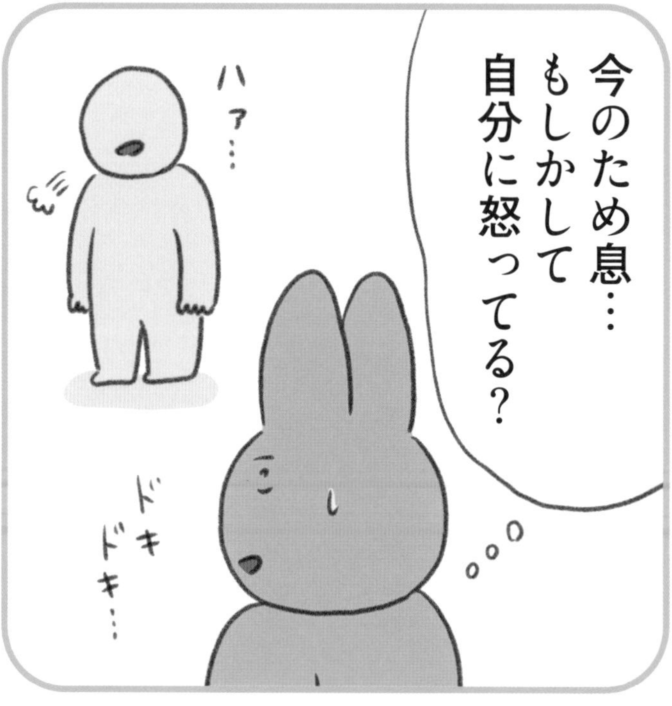
今のため息…
もしかして
自分に怒ってる?
ハァ…
ドキドキ…

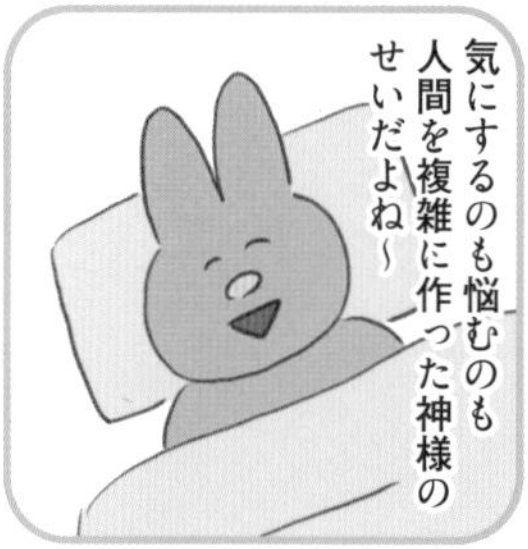
気にするのも悩むのも
人間を複雑に作った神様の
せいだよね〜

ムダ遣いは広告のせいだし、起きられないのは寒いせい。その人が機嫌悪いのも人間に感情を持たせた神様のせいじゃね? 自分、マジ悪くない!

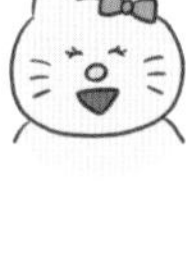

がんばらない練習
自分編

4 極端な自己卑下をしない

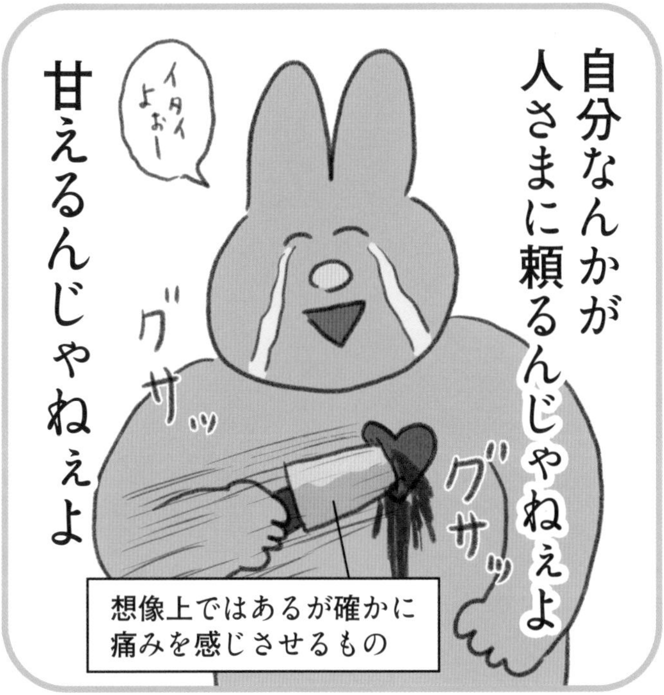
自分なんかが人さまに頼るんじゃねぇよ
グサッ
イタイよぉー
グサッ
甘えるんじゃねぇよ
想像上ではあるが確かに痛みを感じさせるもの

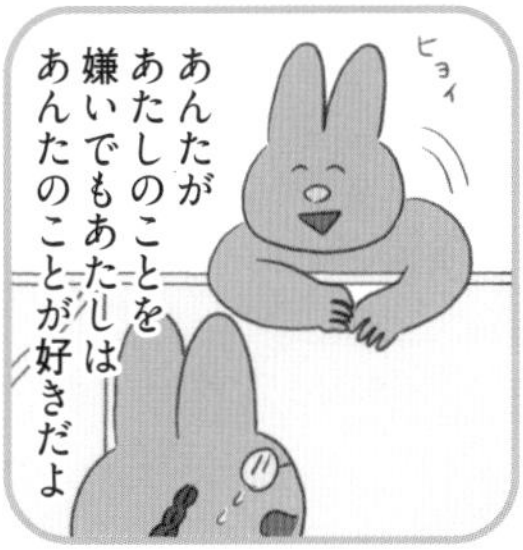
ヒョイ
あんたがあたしのことを嫌いでもあたしはあんたのことが好きだよ

自分だけは自分の味方でいてあげないと。名作少女マンガのセリフをいつも心に！

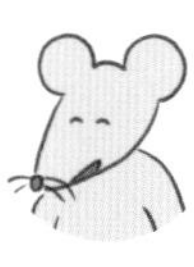

5 飛躍的な解釈をしない

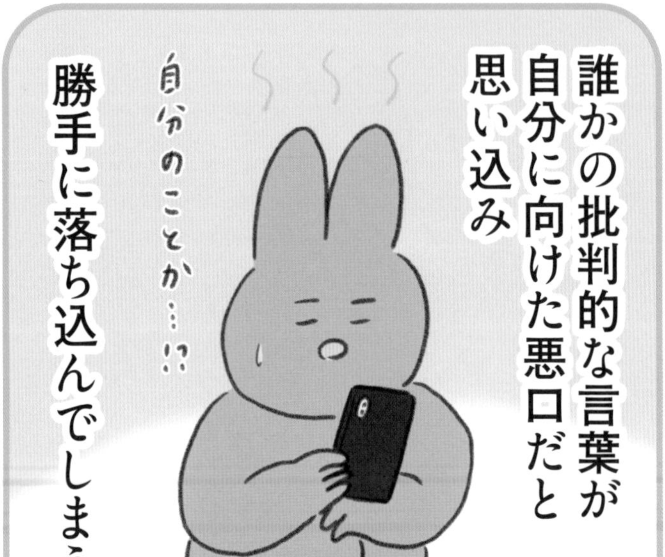
誰かの批判的な言葉が
自分に向けた悪口だと
思い込み
自分のことか……!?
勝手に落ち込んでしまう…

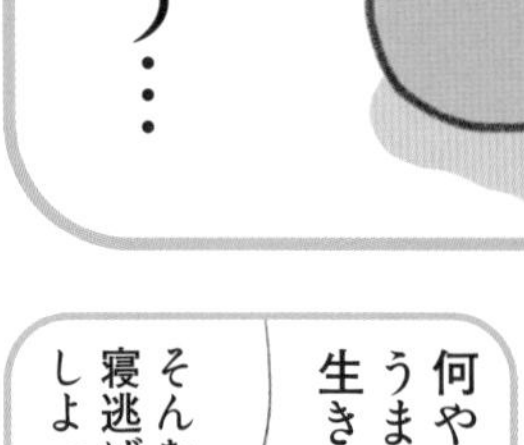
何やっても
うまくいかない日は
生きてりゃ当然ある
そんな日は
寝逃げ
しよっと!

うつになると視野が狭くなり、悲観的な考え方をして飛躍的に解釈しがちです。ノートに自分の考えを書いてみると、心の視野を回復できますよ。

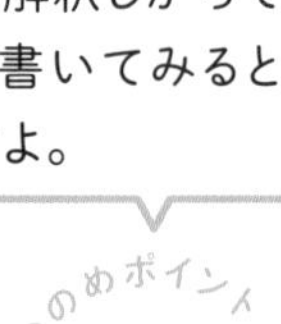
かのめポイント

がんばらない練習
自分編

6 歪んだ認知に惑わされない

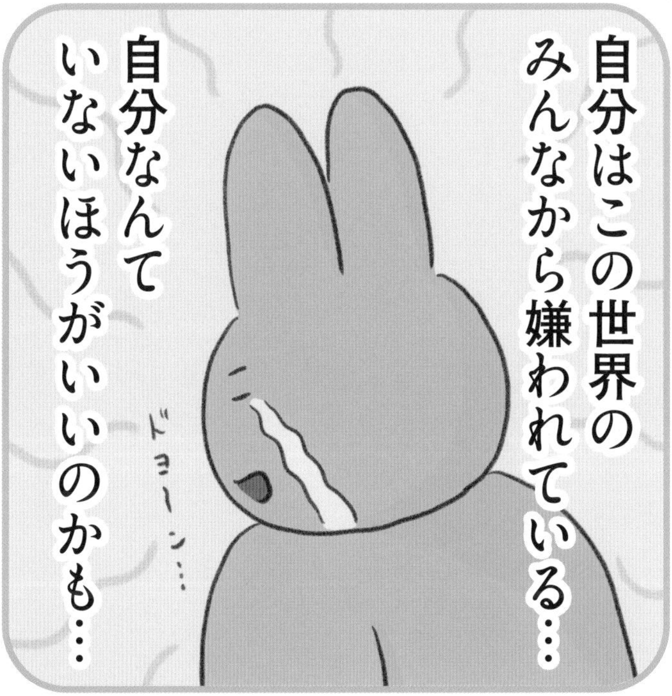
自分はこの世界のみんなから嫌われている…
自分なんていないほうがいいのかも…
ドヨーン…

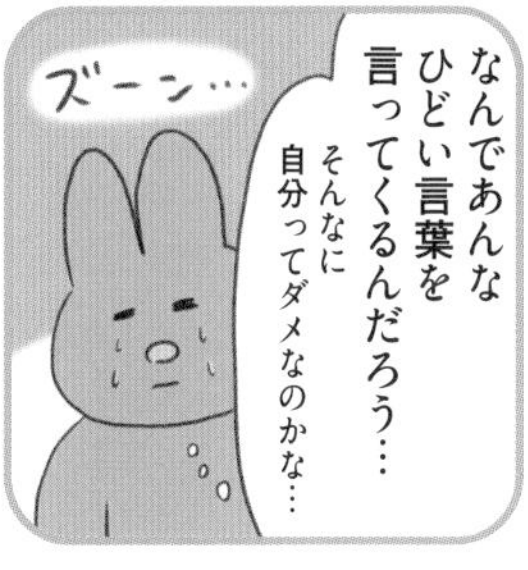
ズーン…
なんであんなひどい言葉を言ってくるんだろう…
そんなに自分ってダメなのかな…

うつになると「ひどい言葉を言う相手が悪い」と気づけなくなります。視《し》野《や》狭《きょう》窄《さく》の症状の一つなので要注意。ダークな気持ちはノートにぶちまけましょう！

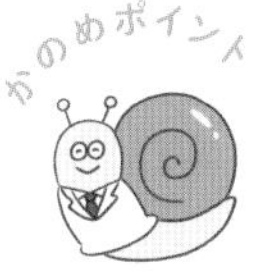
かのめポイント

がんばらない練習
自分編
7

ネガティブに焦点を当てない

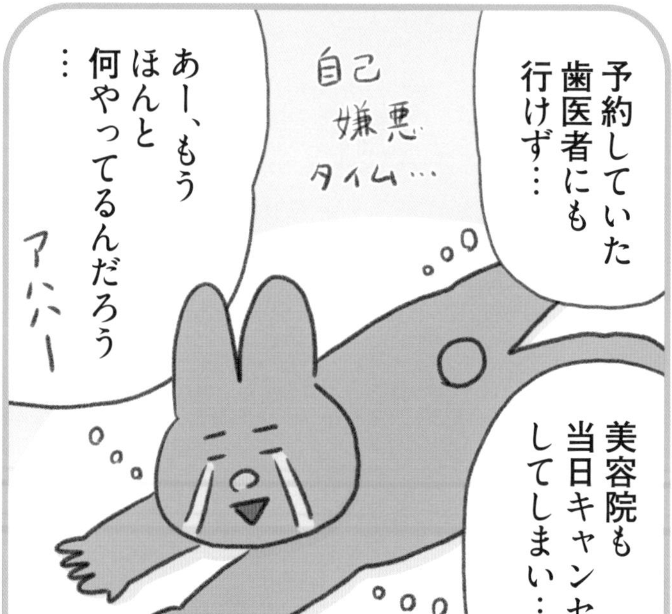
予約していた歯医者にも行けず…
美容院も当日キャンセルしてしまい…
自己嫌悪タイム…
あー、もうほんと何やってるんだろう……
アハハー

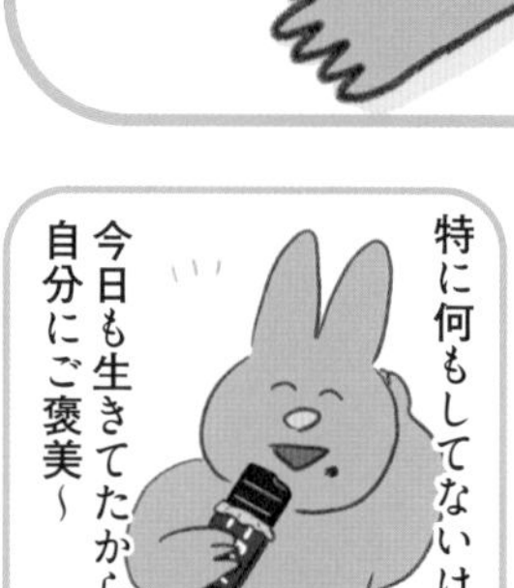
特に何もしてないけど
今日も生きてたから自分にご褒美～

できなかったことを考える必要なし！
今日も「生きること」ができたんだから、
ご褒美タイムにしよう！

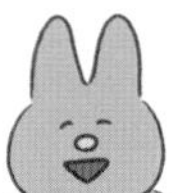

迷惑をかけちゃいけないと考えない

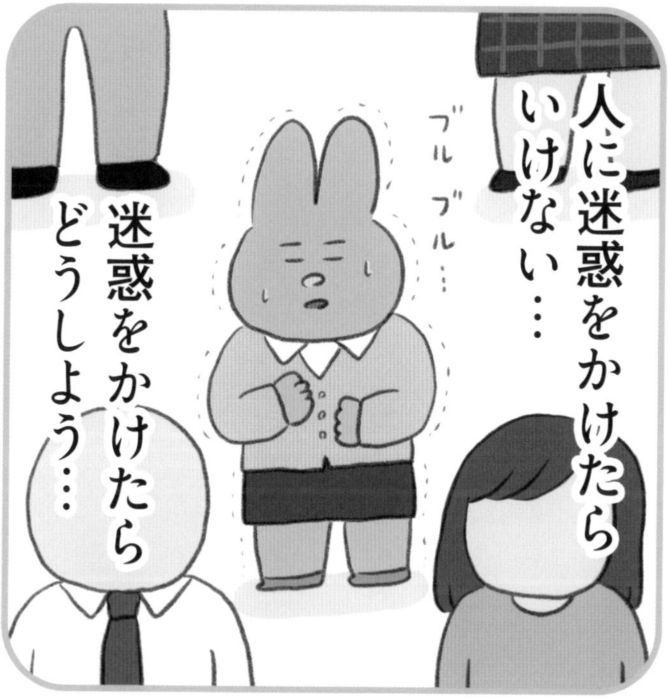
人に迷惑をかけたらいけない…
ブルブル…
迷惑をかけたらどうしよう…

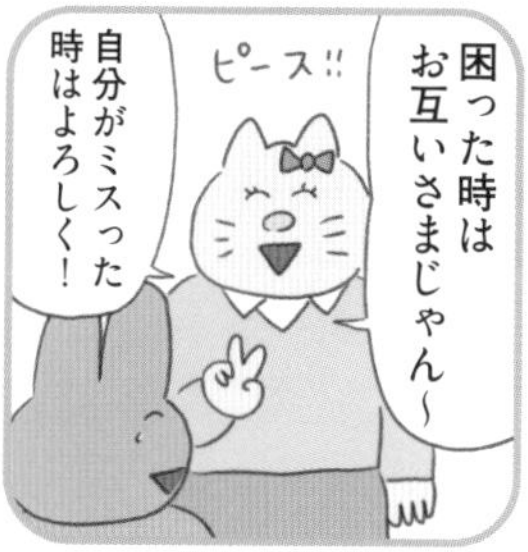
困った時はお互いさまじゃん～
ピース!!
自分がミスった時はよろしく！

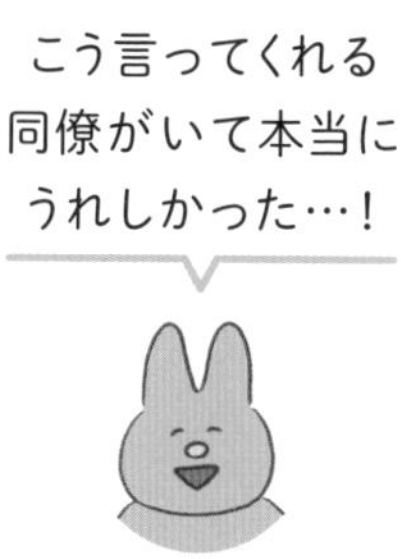
こう言ってくれる同僚がいて本当にうれしかった…！

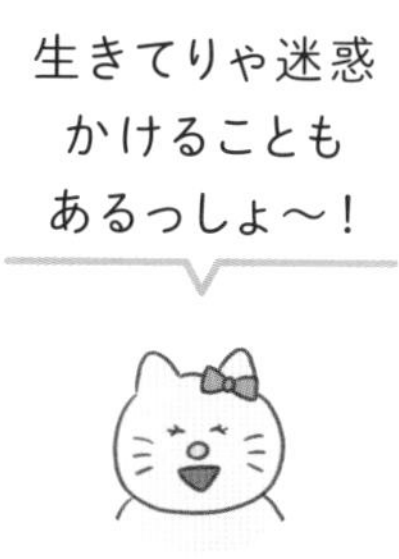
生きてりゃ迷惑かけることもあるっしょ～！

がんばらない練習
自分編

9
ぐるぐる思考をふくらませない

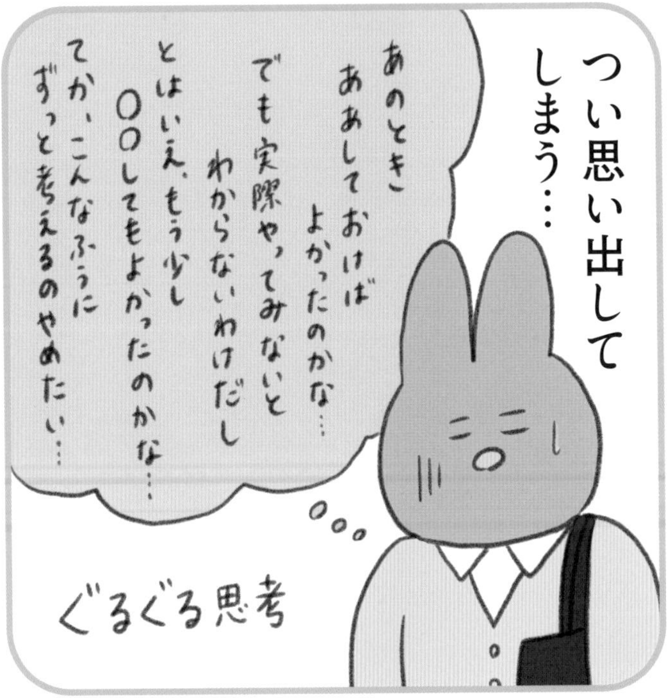
つい思い出してしまう…
あのとき
ああしておけば
よかったのかな…
でも実際やってみないと
わからないわけだし
とはいえ、もう少し
○○してもよかったのかな…
てか、こんなふうに
ずっと考えるのやめたい…
ぐるぐる思考

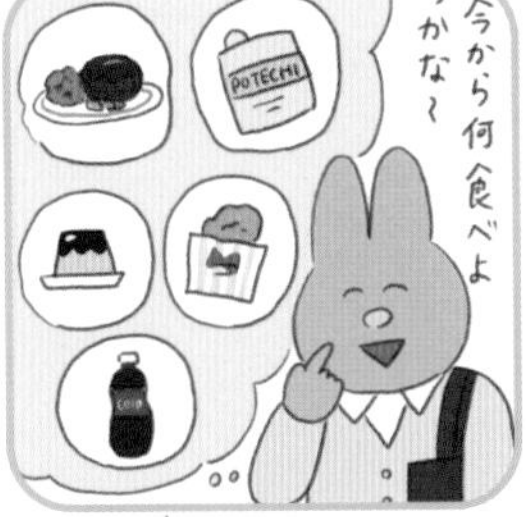
POTECHI
今から何食べよっかな～

イヤな考えは、おいしいもので
上書きしちゃえばよし!
推しのこと考えるのもいいなあ。

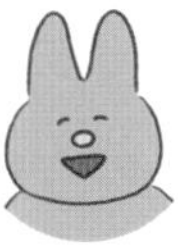

がんばらない練習
自分編

10 世間の「すりこみ」に振り回されない

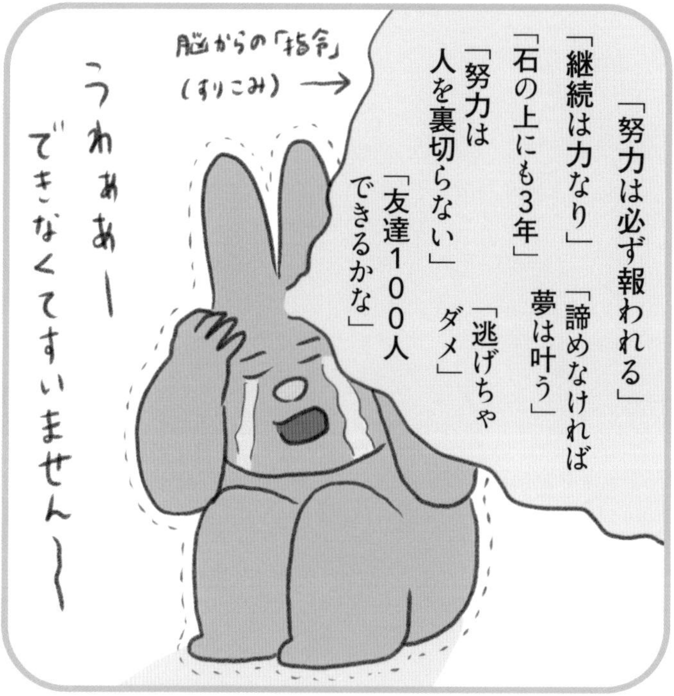
「努力は必ず報われる」
「継続は力なり」
「諦めなければ夢は叶う」
「石の上にも3年」
「逃げちゃダメ」
「努力は人を裏切らない」
「友達100人できるかな」
脳からの「指令」
(すりこみ)→
うわああー
できなくてすいませんー〜

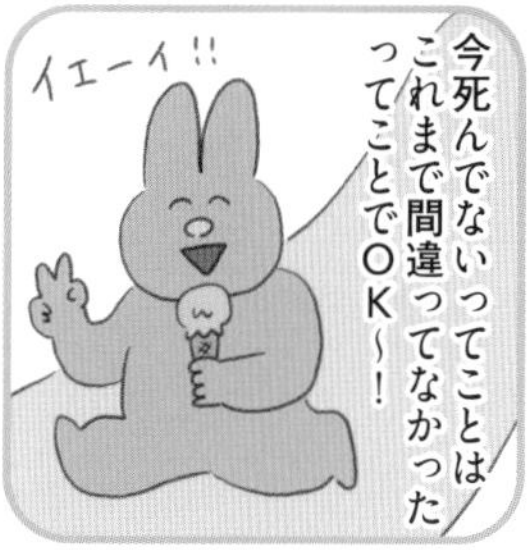
イエーイ!!
今死んでないってことは
これまで間違ってなかった
ってことでOK〜!

今、生きてるってことが答え。
つまりこれまでの道のり大正解!

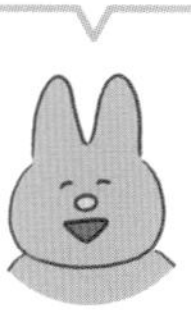

がんばらない練習
自分編

11 「どうせ…」と自分を軽く見ない

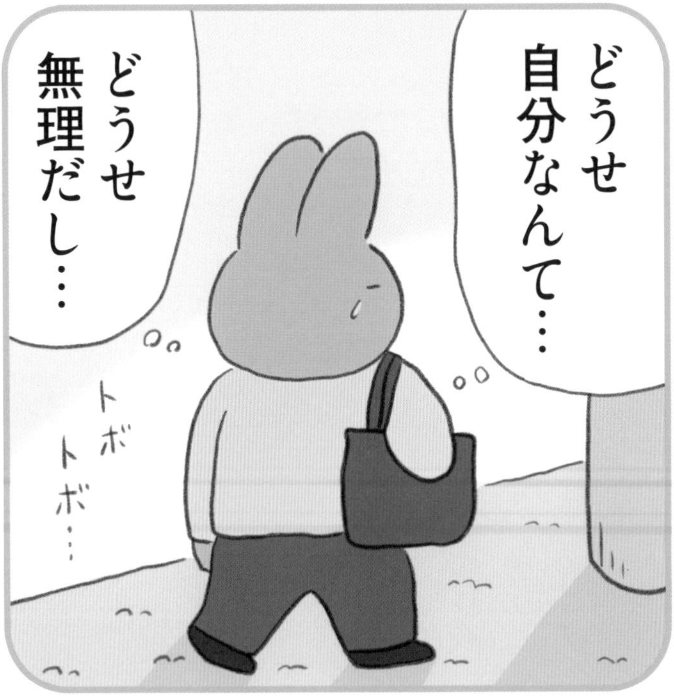
どうせ自分なんて…
どうせ無理だし…
トボトボ…

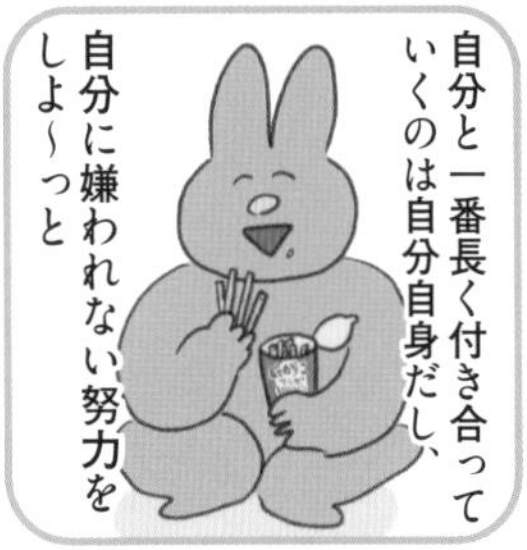
自分と一番長く付き合っていくのは自分自身だし、
自分に嫌われない努力をしよ〜っと

「自分なんか」は自分に対する悪口だよ。
自分を愛してあげて!

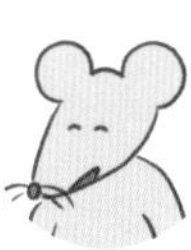

がんばらない練習
自分編
12

「自意識過剰」を恐れない

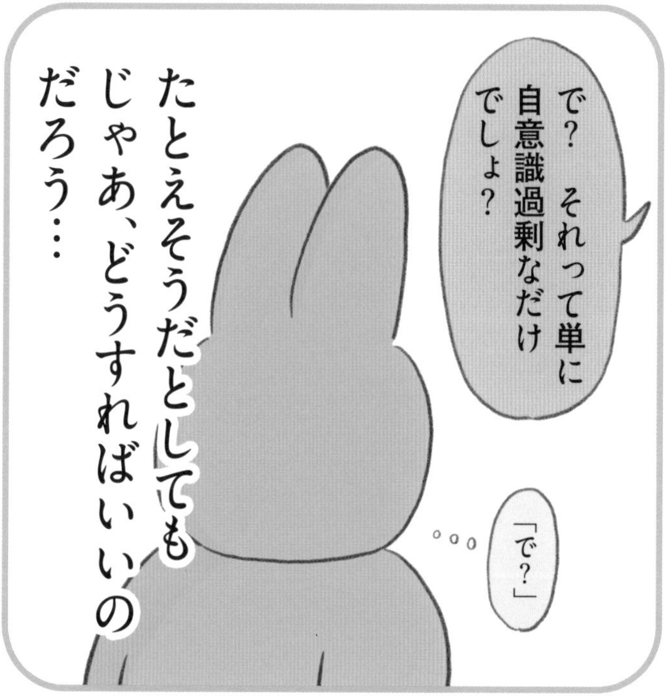

で？ それって単に自意識過剰なだけでしょ？
「で？」
たとえそうだとしてもじゃあ、どうすればいいのだろう…

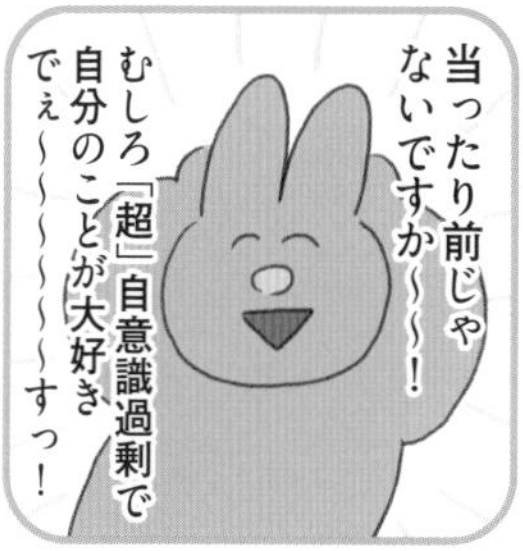

当ったり前じゃないですか〜〜〜！
むしろ「超」自意識過剰で自分のことが大好きでぇ〜〜〜〜〜〜すっ！

自分大好きって、
むしろほめられるべきっしょ！

がんばらない練習
自分編

13 出来事にマイナスの評価をしない

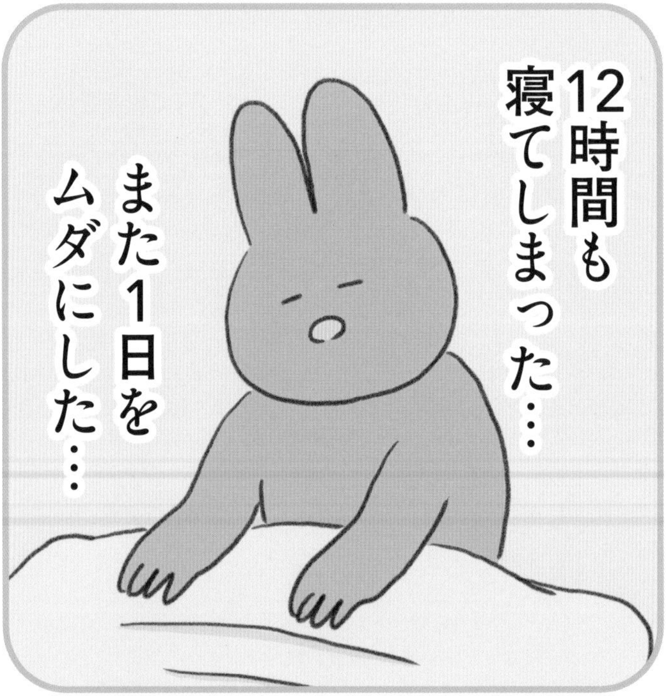
12時間も寝てしまった…
また1日をムダにした…

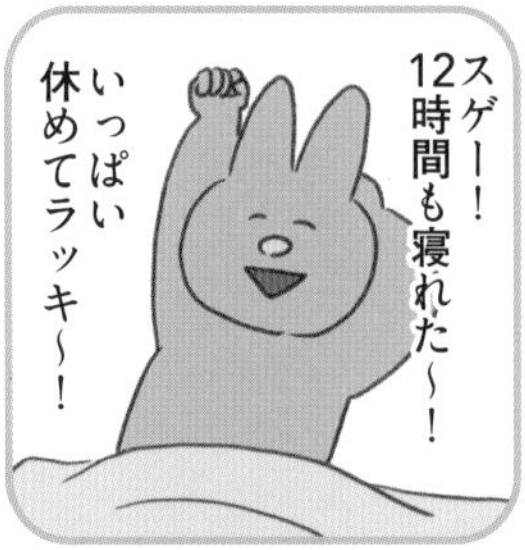
スゲー！12時間も寝れた〜！
いっぱい休めてラッキ〜！

「できなかった」じゃなくて
「できた」ことに目を向けよう！

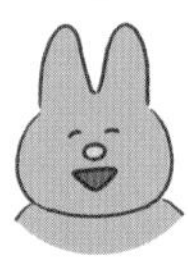

14 変にへりくだるのをやめる

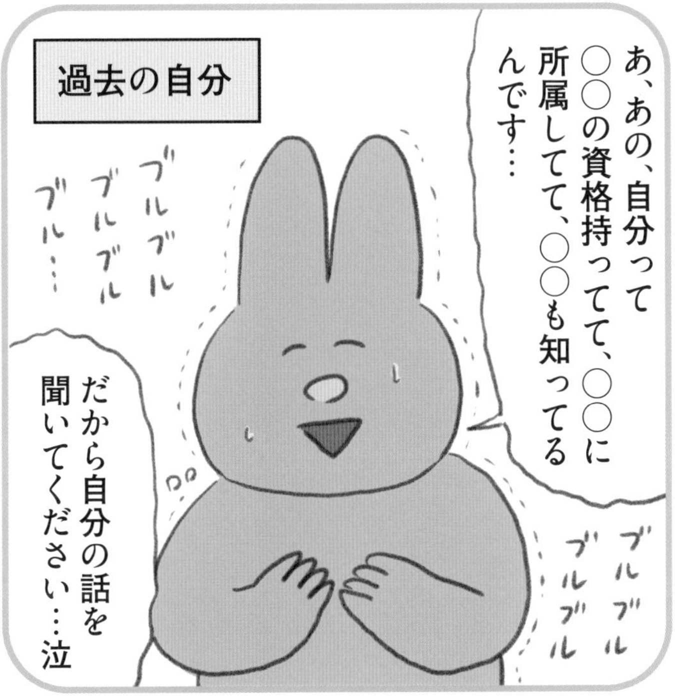
過去の自分
あ、あの、自分って
○○の資格持ってて、○○に
所属してて、○○も知ってる
んです…
ブルブルブルブルブル…
だから自分の話を
聞いてください…泣
ブルブルブルブル

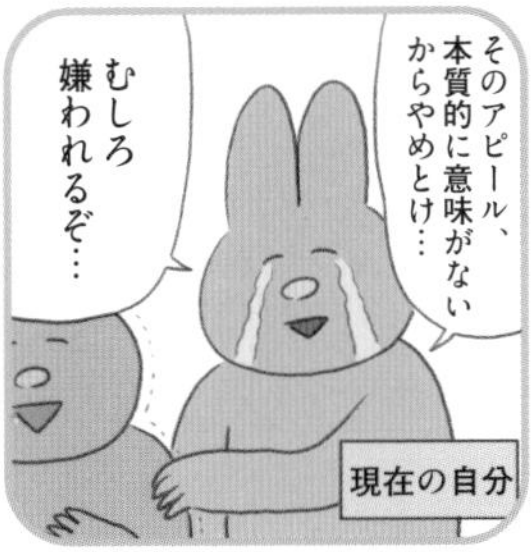
そのアピール、
本質的に意味がない
からやめとけ…
むしろ
嫌われるぞ…
現在の自分

へりくだっても結局話は聞いてもらえなかった。おまけに権威に頼らないとダメなヤツって思われるわ、人から下に見られるわ、いいことなかった…。

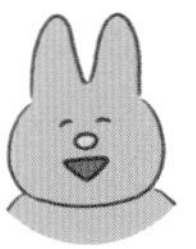

なおにゃんのゆっくりいこう

がんばらなくて大丈夫

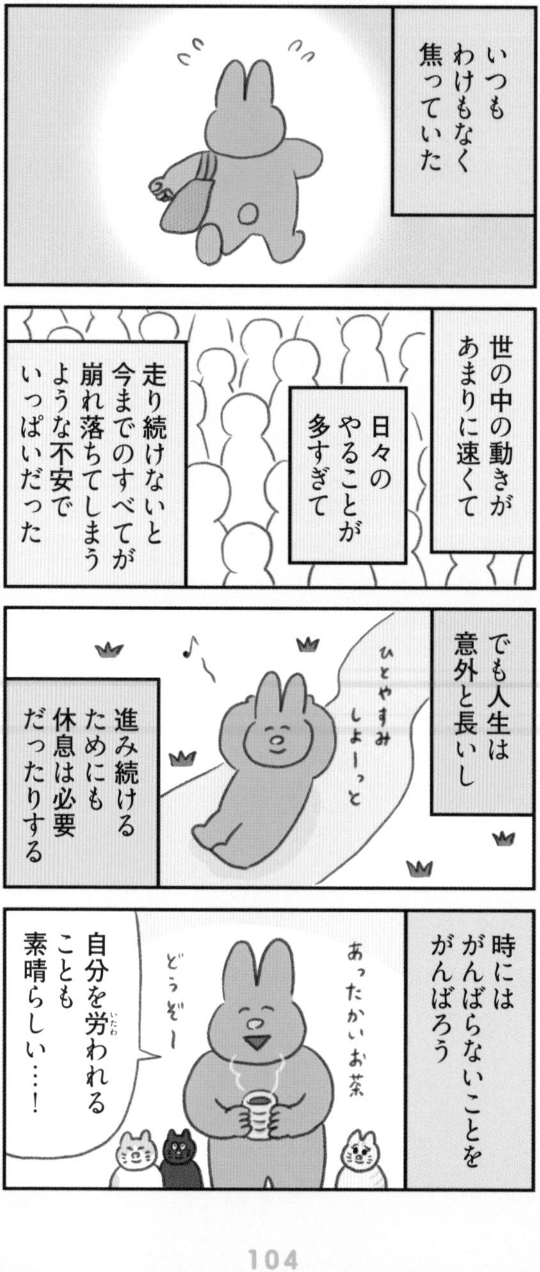

いつもわけもなく焦っていた
世の中の動きがあまりに速くて
日々のやることが多すぎて
走り続けないと今までのすべてが崩れ落ちてしまうような不安でいっぱいだった
でも人生は意外と長いし
ひとやすみしよーっと
進み続けるためにも休息は必要だったりする
時にはがんばらないことをがんばろう
あったかいお茶
どうぞー
自分を労《いたわ》れることも素晴らしい…!

5章

人生を少しだけがんばる練習

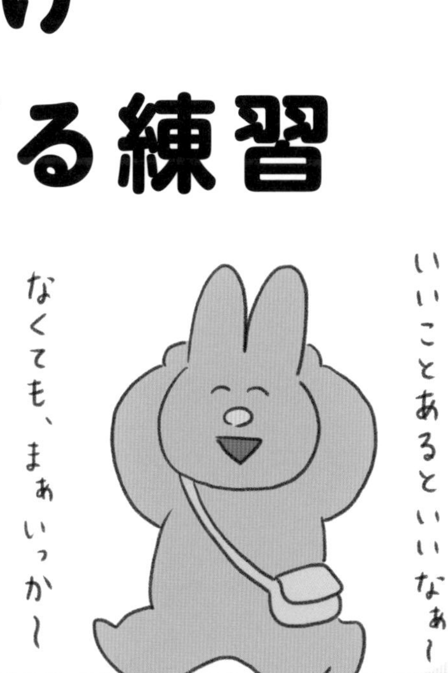
いいことあるといいなぁ〜
なくても、まぁいっか〜

どんなにがんばらない練習をしても、
苦しくなる時はあるし、
自分が嫌いになることもある。

でも大丈夫!
そんな自分もまるっと認めてあげて、
ゆっくりゆっくり進んでいこう。
ここでは、ちょっとだけ
がんばる練習を紹介するよ。

一歩進んで二歩下がっても、
生きてるだけで人生大成功!

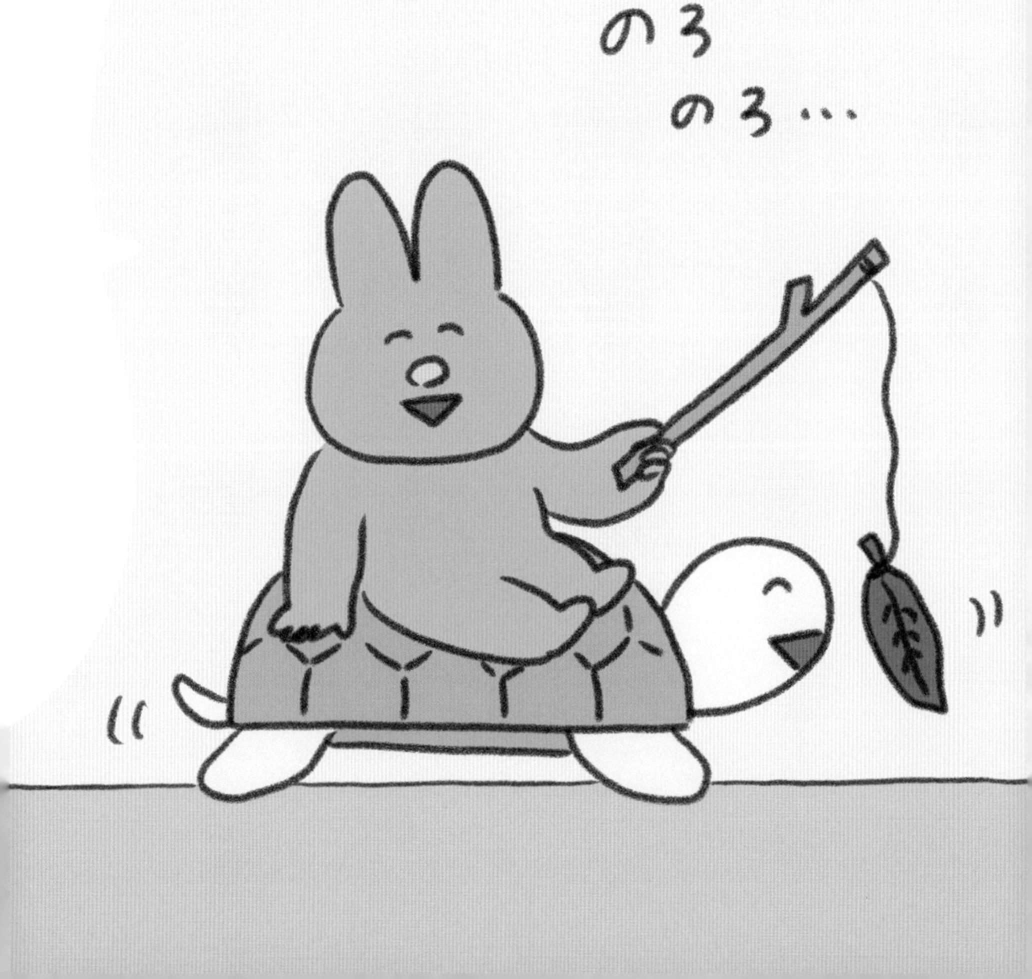
のろ
のろ…

1
ちょっと
がんばる
練習

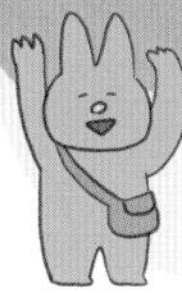

どうせみんな死ぬから気にしない

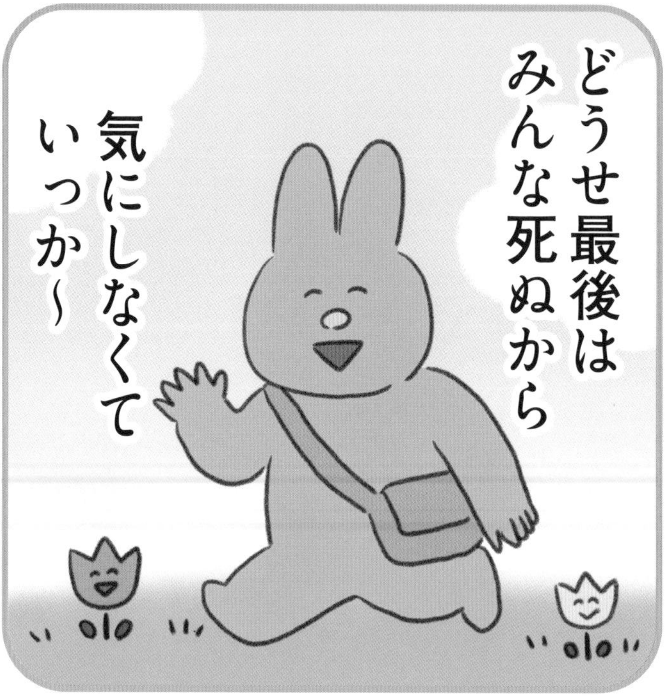
どうせ最後は
みんな死ぬから
気にしなくて
いっか〜

＼おすすめ！／

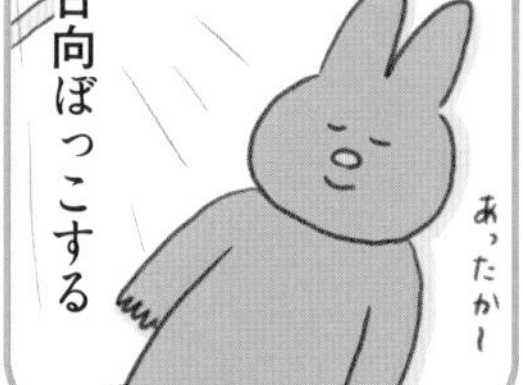
日向ぼっこする
あったか〜

日を浴びると、体内時計がリセットされて、幸せホルモン「セロトニン」も分泌されます。夜も眠れて、気分も晴れて、一石二鳥です！

かのめポイント

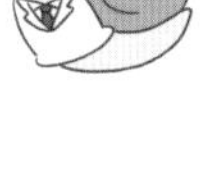

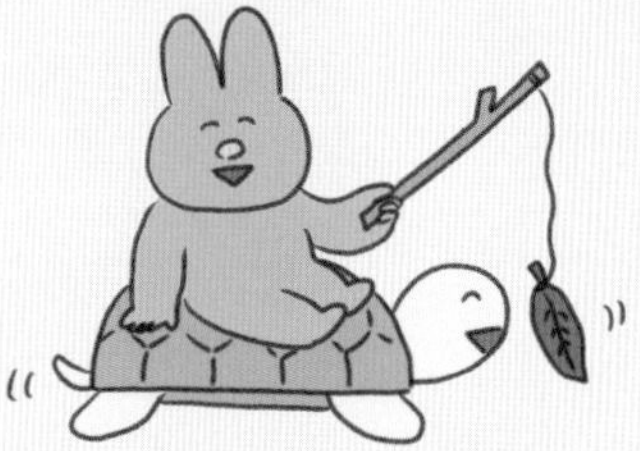

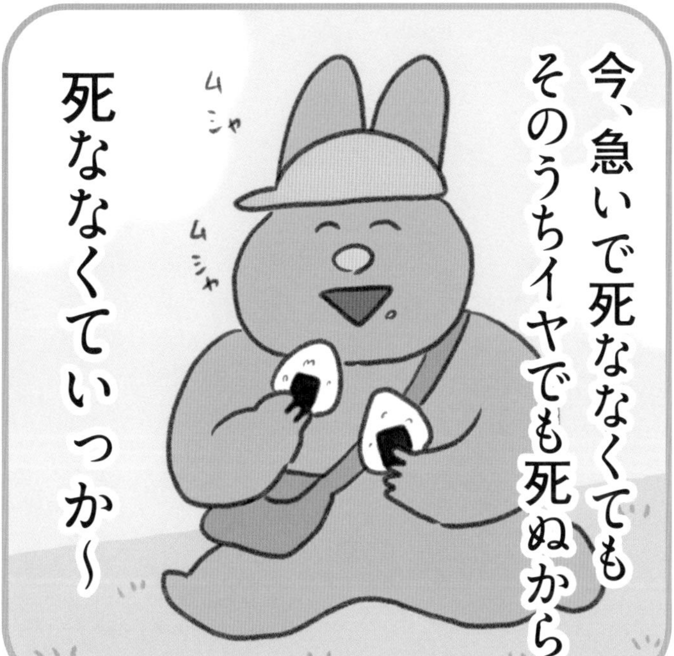
今、急いで死ななくても
そのうちイヤでも死ぬから
死ななくていっか～
ムシャ
ムシャ

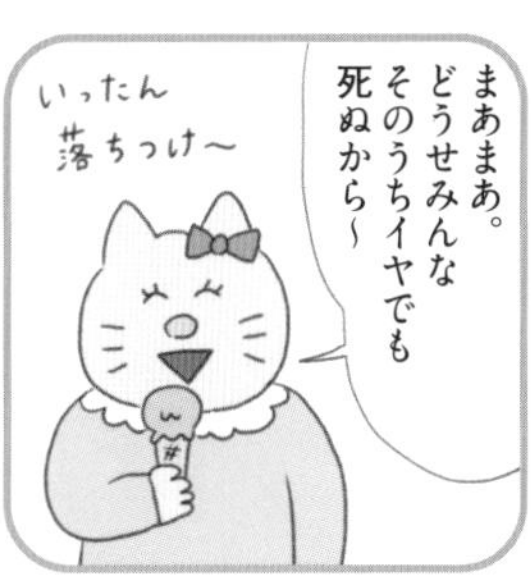
まあまあ。どうせみんなそのうちイヤでも死ぬから～
いったん落ちつけ～

どうせいつかは死ぬんだから、
急ぐ必要ないっしょ～。

秒で
うつ断ち!

休めない自分を少しずつ休ませる

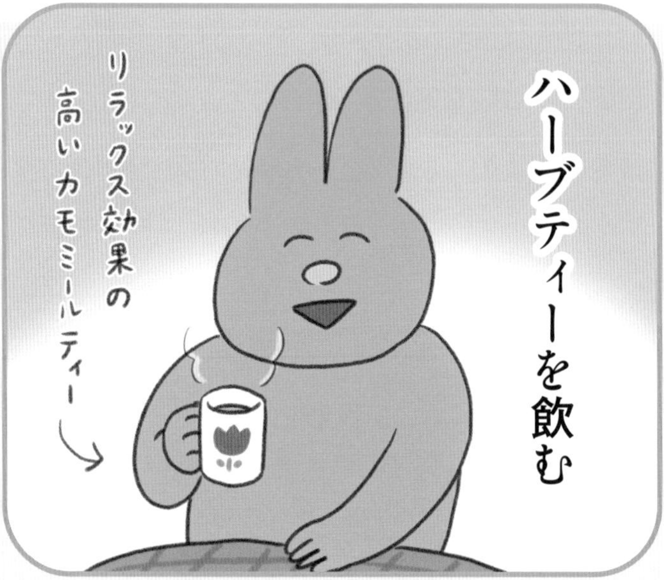
ハーブティーを飲む
リラックス効果の
高いカモミールティー

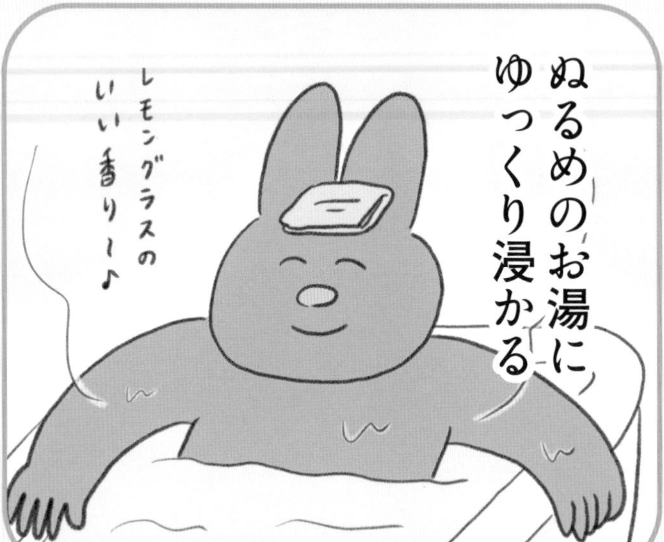
ぬるめのお湯に
ゆっくり浸かる
レモングラスの
いい香り〜♪

推しの力も借りて、
休めるように
ちょっとだけがんばろ！

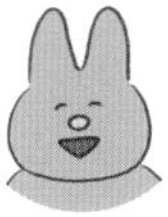

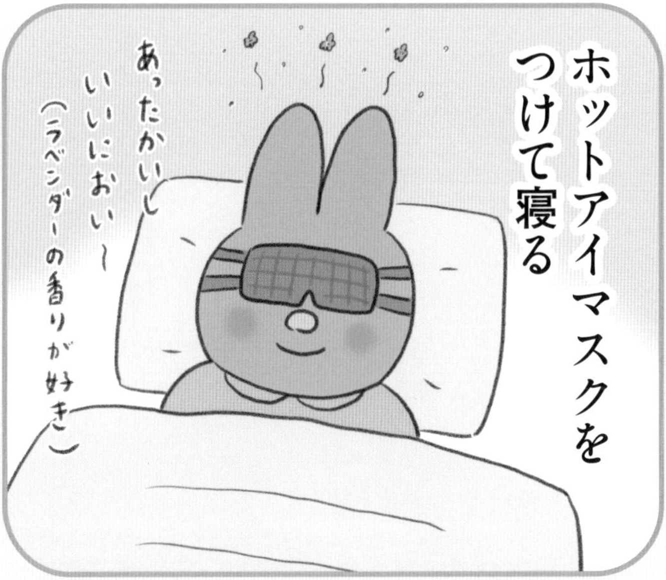
ホットアイマスクをつけて寝る
あったかいし
いいにおい〜
（ラベンダーの香りが好き）

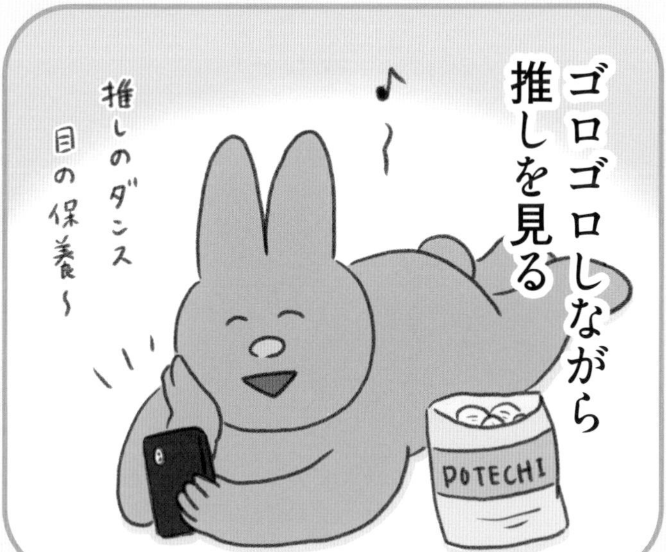
ゴロゴロしながら推しを見る
♪〜
推しのダンス
目の保養〜
POTECHI

全力で
うつ予防!

近くにある小さな幸せをちゃんとかみしめる

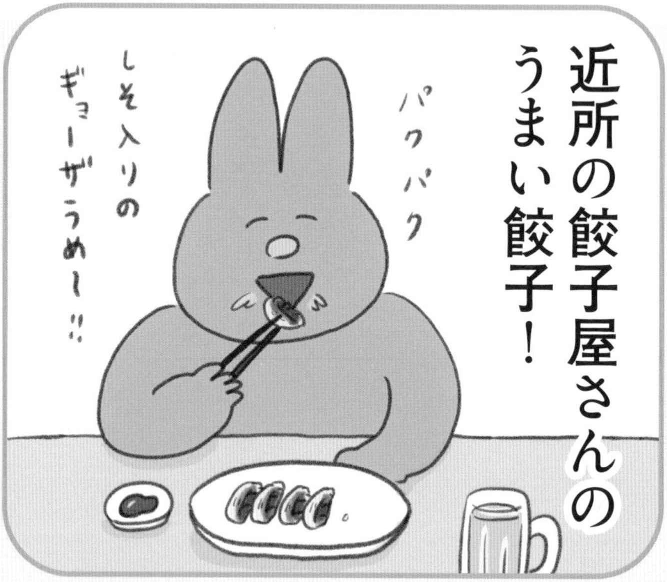
近所の餃子屋さんのうまい餃子!
パクパク
しそ入りのギョーザうめー!!

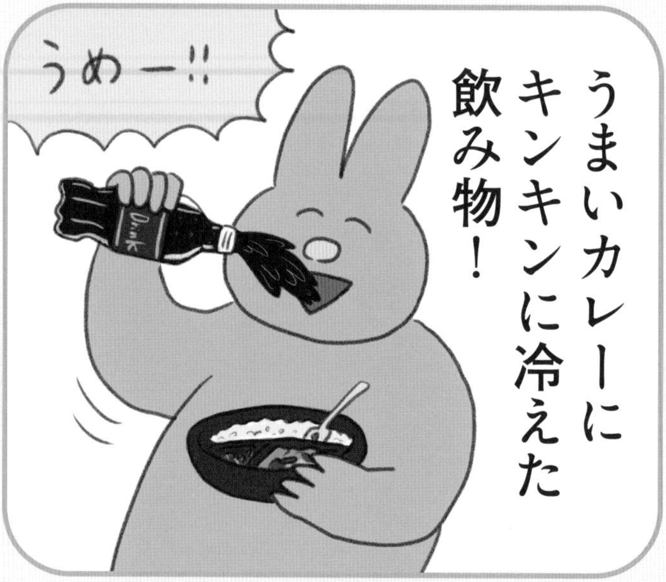
うまいカレーにキンキンに冷えた飲み物!
うめー!!
Drink

幸せは探せば必ずある！
見つけたら全力でひたろう！

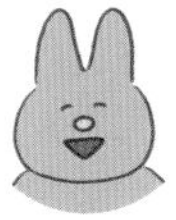

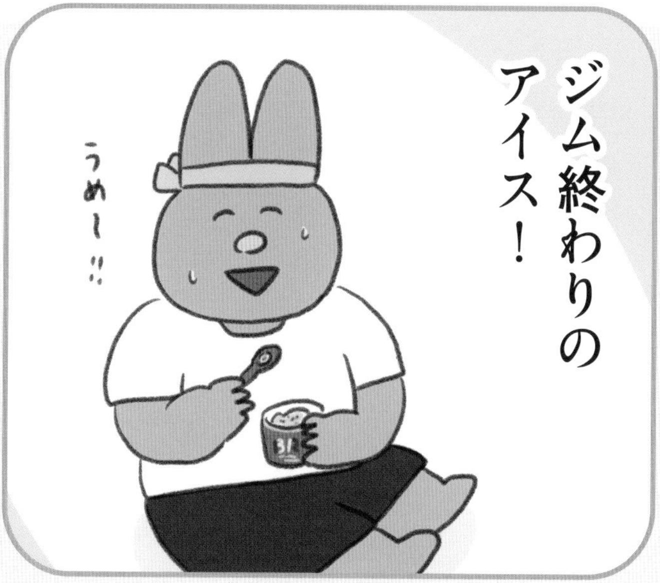
ジム終わりのアイス！
うめ〜!!
31

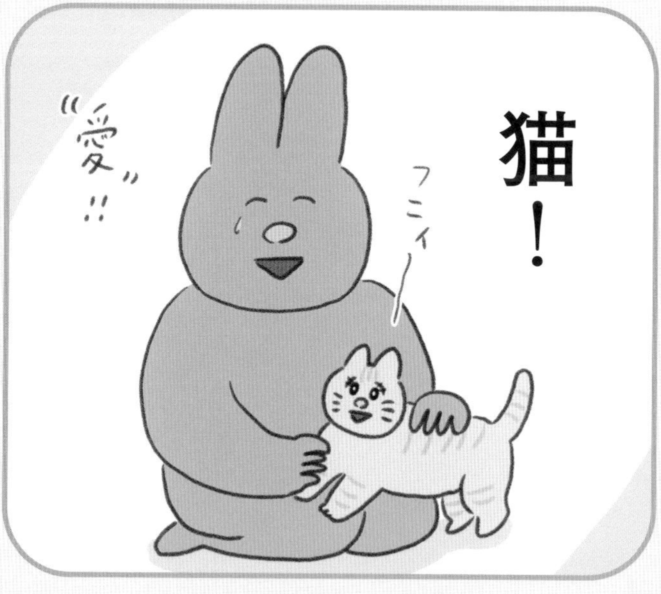
猫！
"愛"!!
フニィ〜

2
ちょっと
がんばる
練習

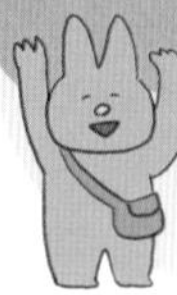

推しを愛でる

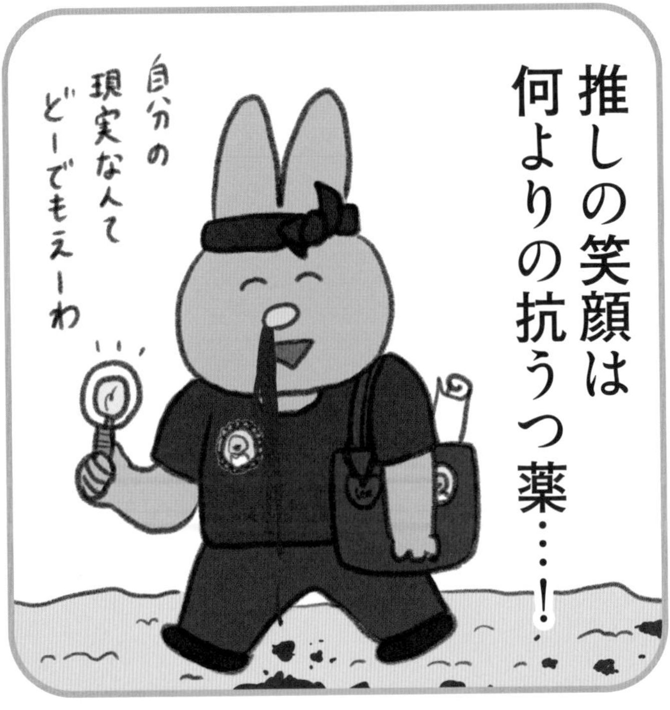
推しの笑顔は
何よりの抗うつ薬…！
自分の
現実なんて
どーでもえーわ

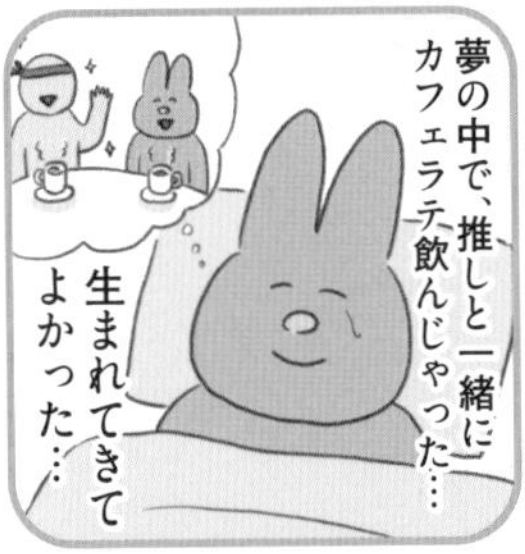
夢の中で、推しと一緒に
カフェラテ飲んじゃった…
生まれてきて
よかった…

毎日推しを愛でてると、
夢の中でも癒やされる…！
生きててよかった…！

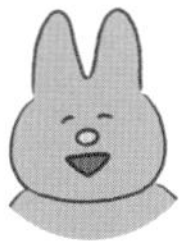

3
ちょっとがんばる練習

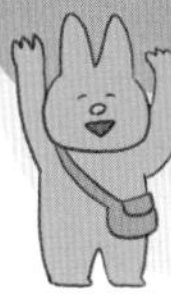

自分をほめる

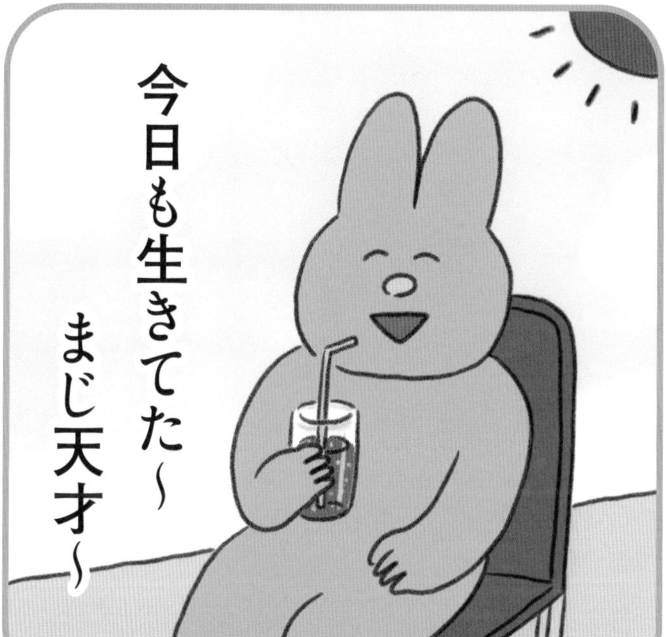
今日も生きてた〜
まじ天才〜

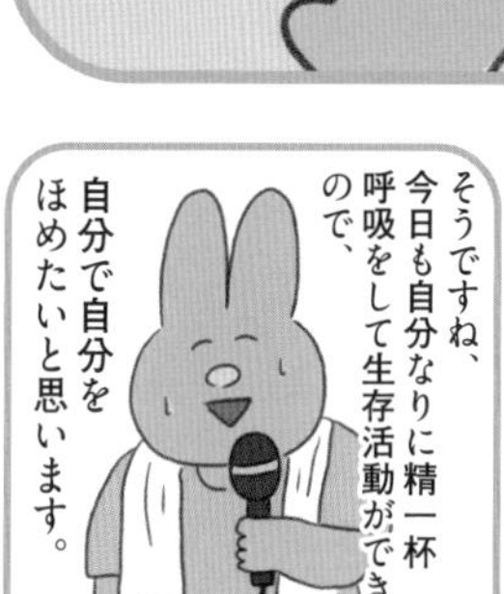
そうですね、今日も自分なりに精一杯呼吸をして生存活動ができたので、
自分で自分をほめたいと思います。

寝る前に毎日自分にヒーローインタビューするのもおすすめ！生きてるだけで毎日ヒーロー！

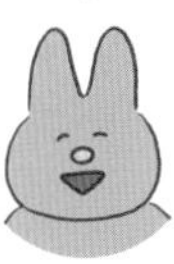

4
ちょっと
がんばる
練習

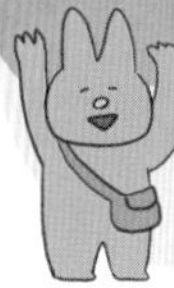

できなくても自分にOKを出す

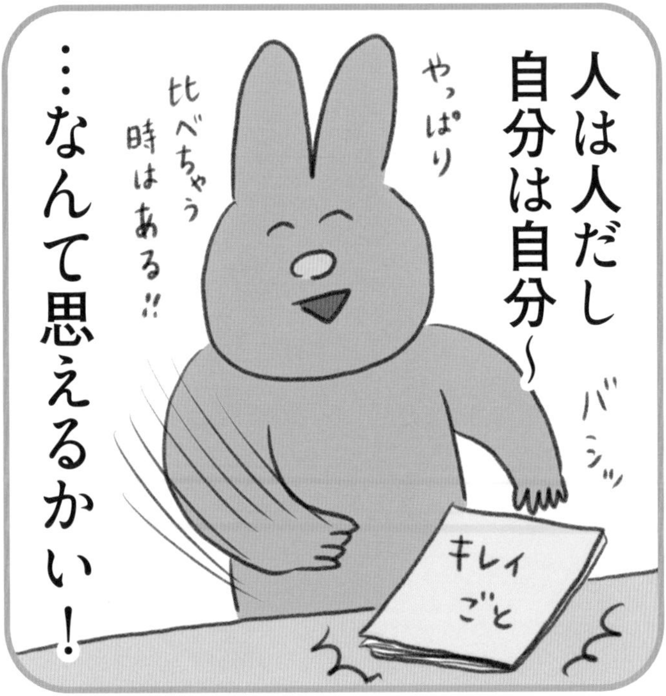

人は人だし
自分は自分〜
やっぱり
比べちゃう
時はある!!
バシッ
キレイごと
…なんて思えるかい!

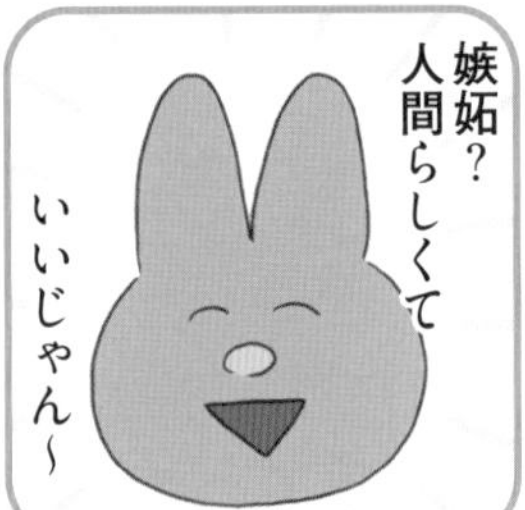

嫉妬?
人間らしくて
いいじゃん〜

イヤな感情に振り回されるの、
人間らしくていいじゃん〜!

5
ちょっとがんばる練習

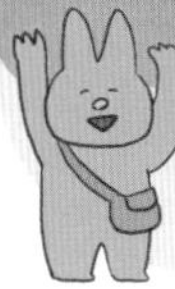

具体的なことが起きてから悩む

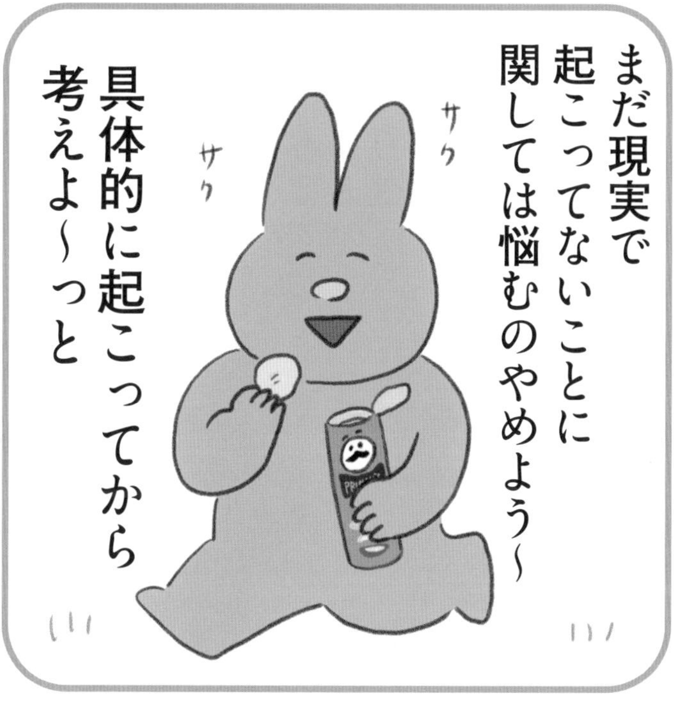
まだ現実で起こってないことに関しては悩むのやめよう〜
サク
サク
具体的に起こってから考えよ〜っと

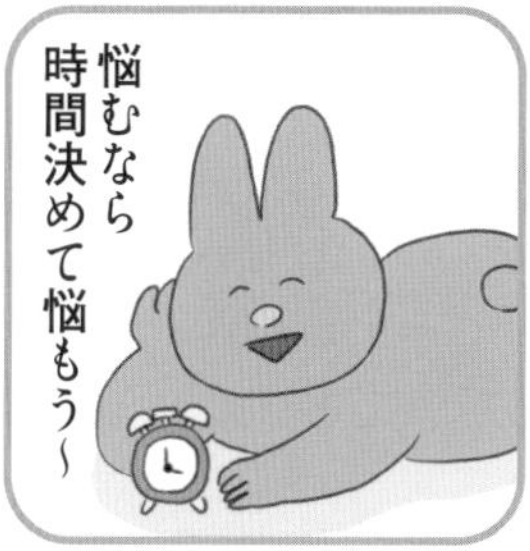
悩むなら時間決めて悩もう〜

どうしても悩むなら、
「1時間だけ」とか決めて悩むといいよ。
その時間が過ぎたら寝る!

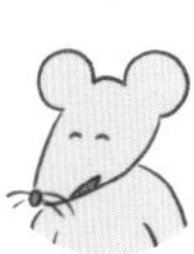

全力でうつ予防!

自己肯定感を上げる

小さなことでも
自分をほめる

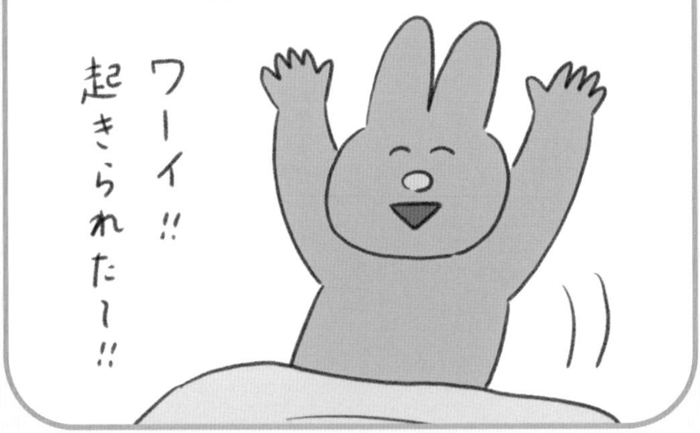
ワーイ!!
起きられた〜!!

失敗しても
「ま、いっか」と思う

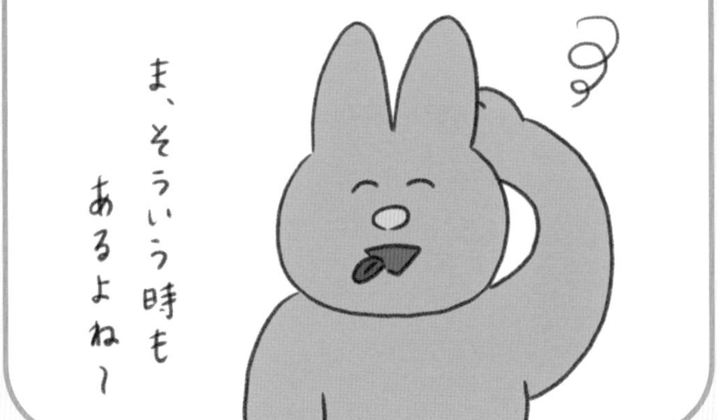
ま、そういう時も
あるよね〜

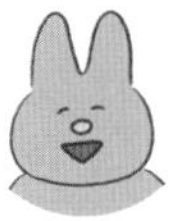

自己肯定感が低くなってるな〜って
気がつけただけで大勝利だよ。

ハードル（目標）を上げすぎない

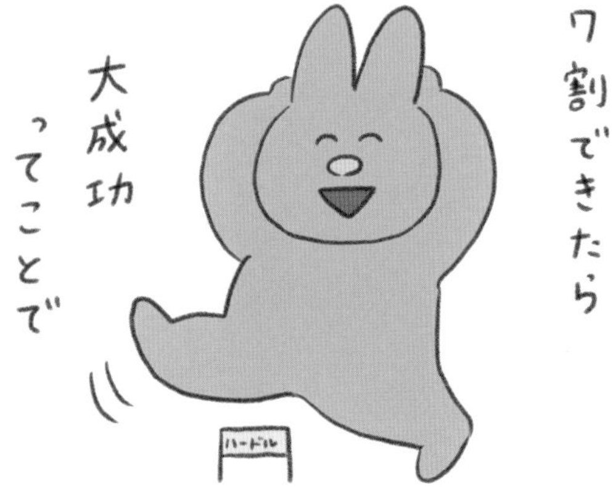
7割できたら
大成功
ってことで
ハードル

寝る前に今日良かったことを３つ思い出す

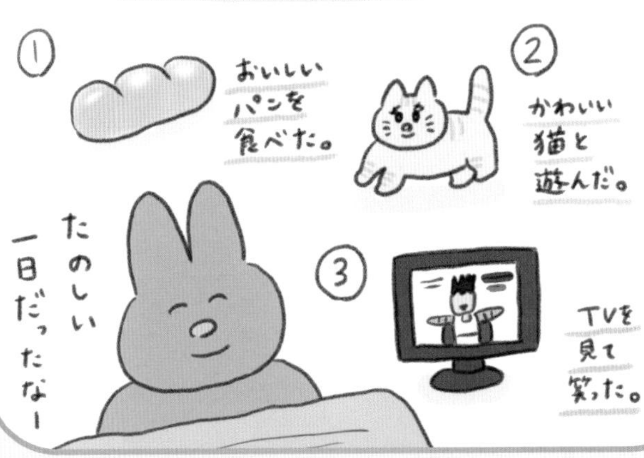
①
おいしいパンを食べた。
②
かわいい猫と遊んだ。
③
TVを見て笑った。
たのしい一日だったなー

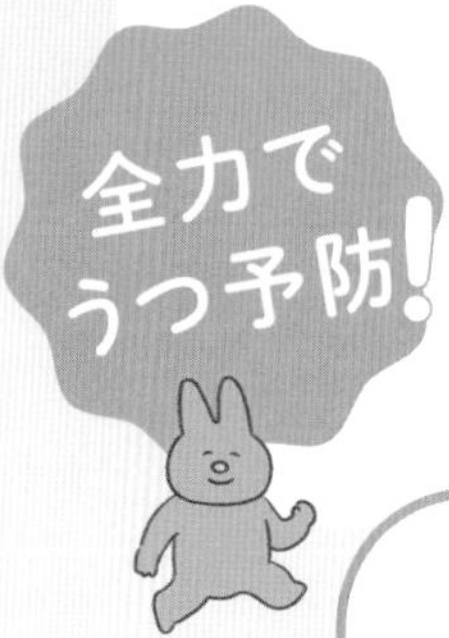
全力で
うつ予防!

自分に期待しすぎない

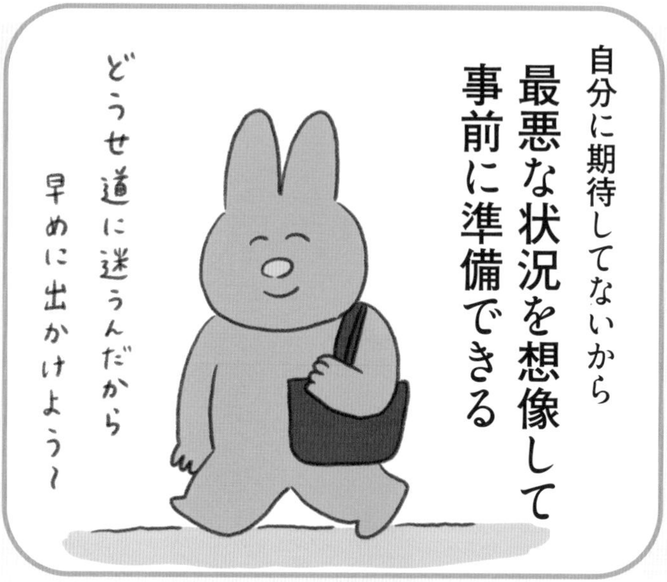
自分に期待してないから
最悪な状況を想像して
事前に準備できる
どうせ道に迷うんだから
早めに出かけよう〜

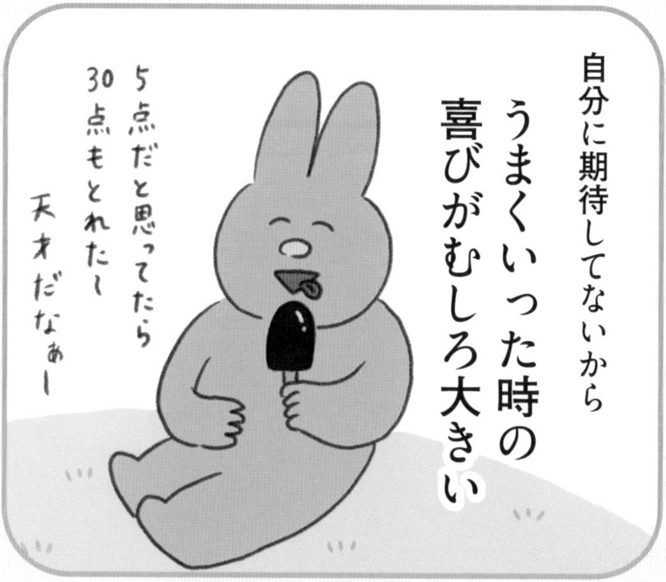
自分に期待してないから
うまくいった時の
喜びがむしろ大きい
5点だと思ってたら
30点もとれた〜
天才だなぁ〜

期待するって自分を信じてる
証拠だから悪いことじゃないよ。
何でも〝しすぎない〟が大事!

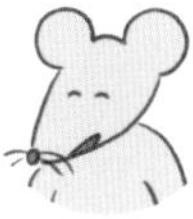

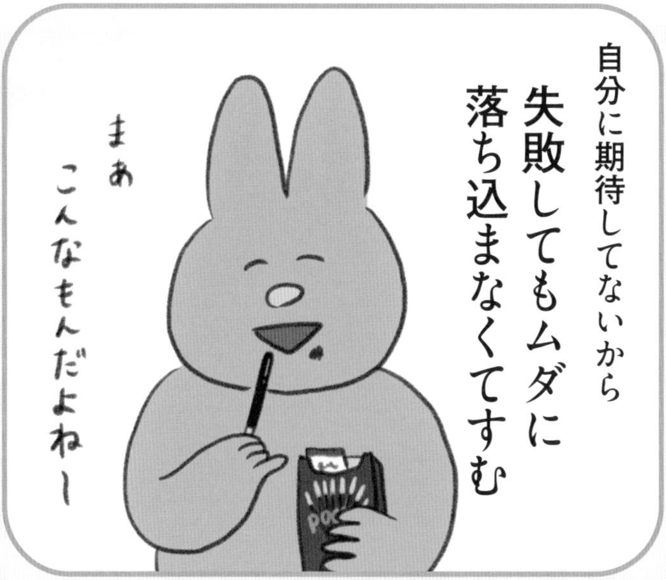
自分に期待してないから
失敗してもムダに
落ち込まなくてすむ
まあ
こんなもんだよねー

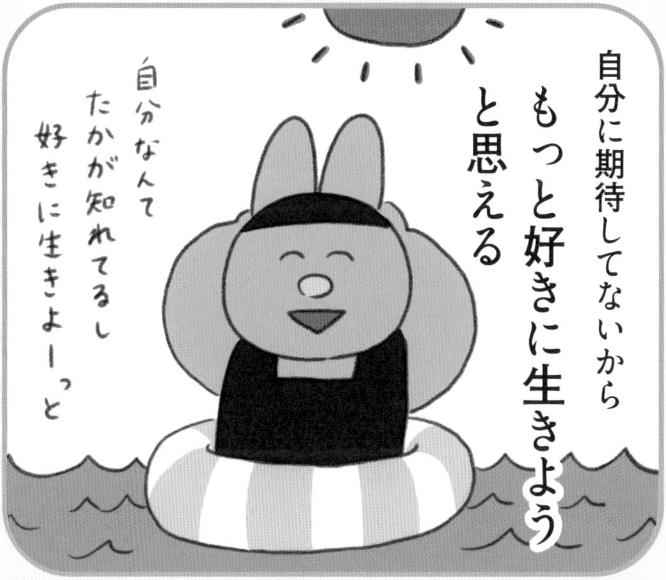
自分に期待してないから
もっと好きに生きよう
と思える
自分なんて
たかが知れてるし
好きに生きよーっと

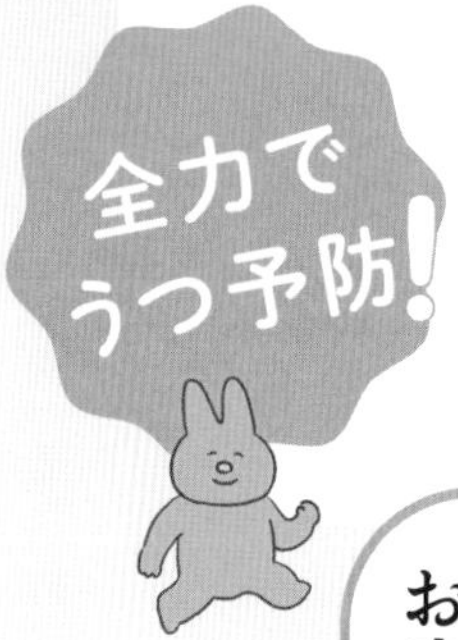
全力でうつ予防!

ギャルマインドを持つ

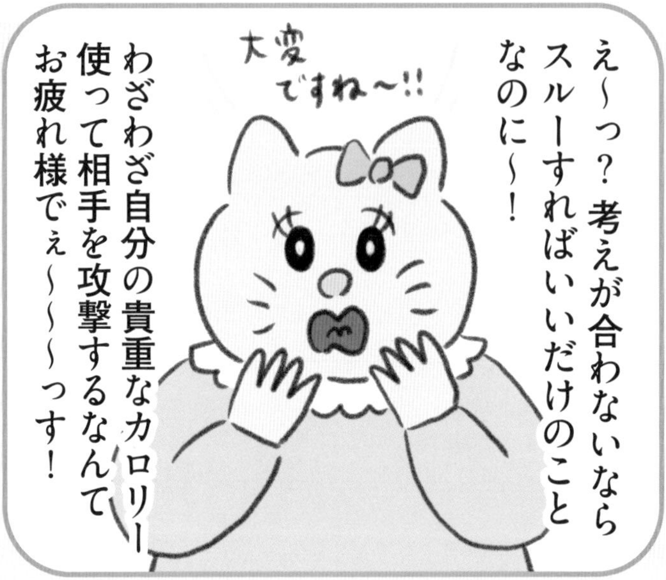
え～っ？考えが合わないならスルーすればいいだけのことなのに～！
大変ですね～!!
わざわざ自分の貴重なカロリー使って相手を攻撃するなんてお疲れ様でぇ～～～っす！

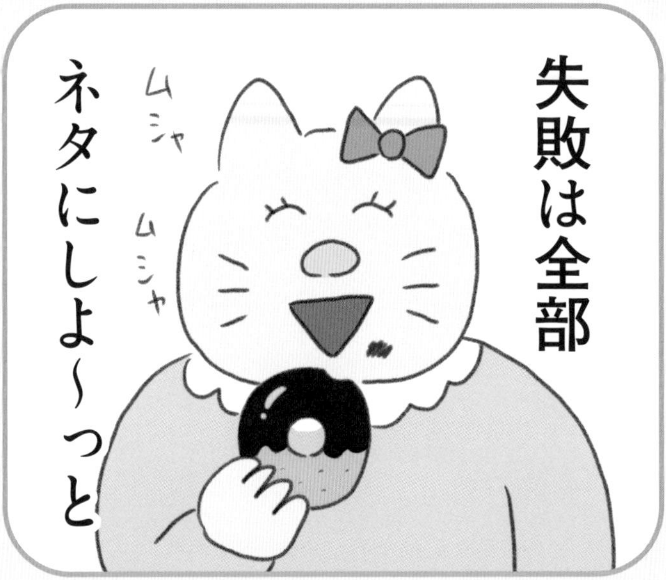
失敗は全部ネタにしよ～っと
ムシャ
ムシャ

つらくなったら私を思い出してね！
ギャルパワーであなたの心を守るよ〜！

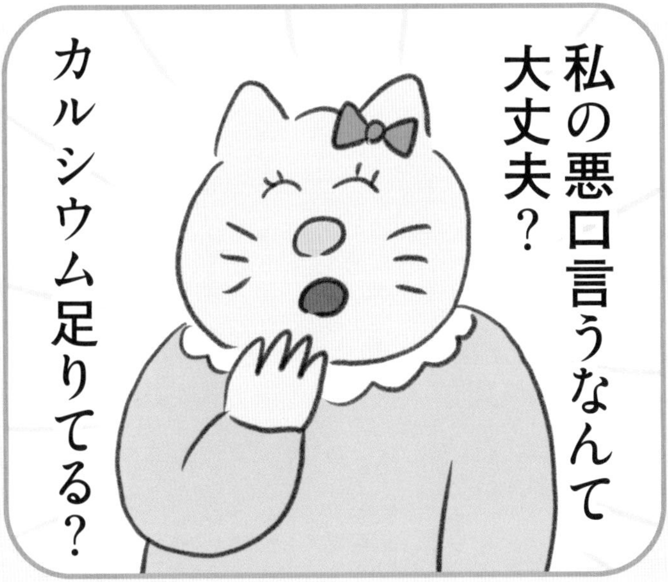
私の悪口言うなんて
大丈夫？
カルシウム足りてる？

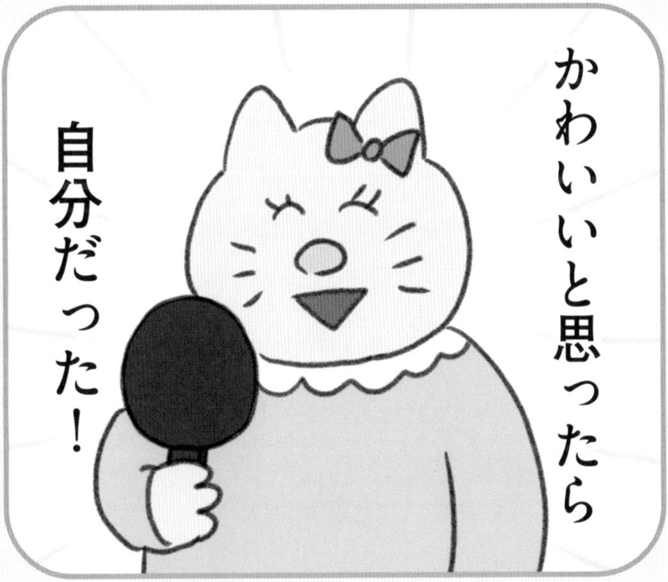
かわいいと思ったら
自分だった！

6
ちょっと
がんばる
練習

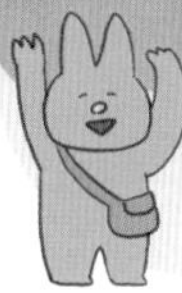

終わりよければ すべてよし! にする

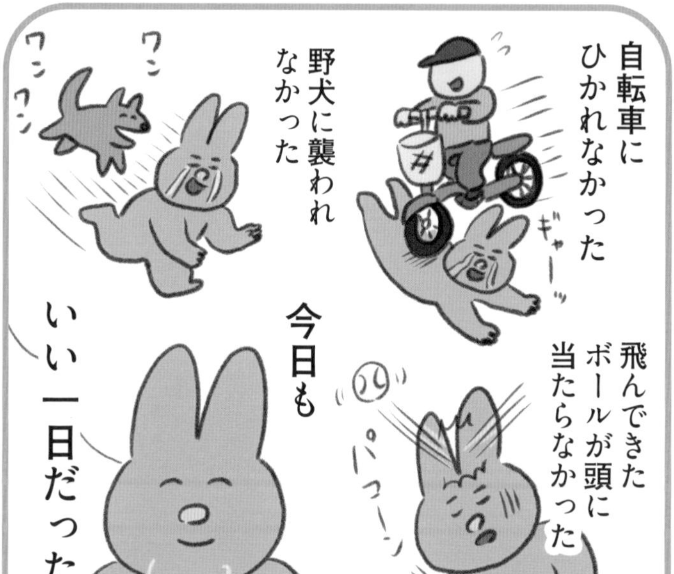
自転車にひかれなかった
ギャーッ
野犬に襲われなかった
ワン
ワン
ワン
飛んできたボールが頭に当たらなかった
パコーン
今日も
いい一日だったな～

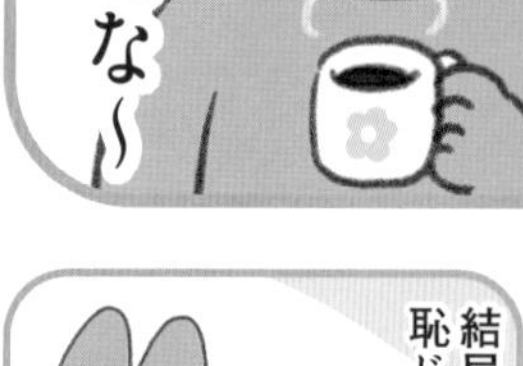
結局、自分に恥じなければ大丈夫!

自分に恥じなければオールOK!
今日も1日生きてて偉かった!!

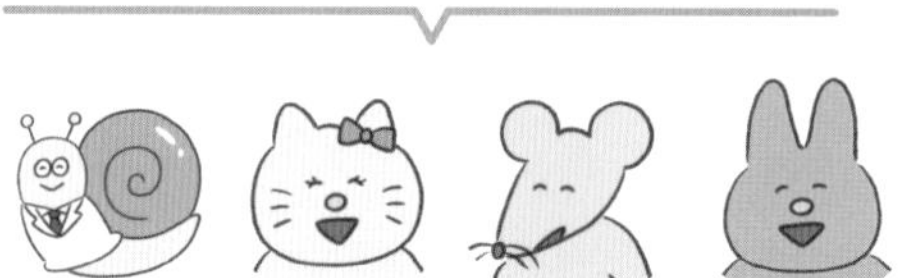

監修者より

「もう、どうにもならない!!!」って時、ありますよね。
誰かにイヤなことを言われたり、職場にどうしても苦手な人がいたり、がんばっても結果が出なかったり…。
僕は20代の頃、毎日がそうでした。精神科医になった今でも、そういう時があります。心に刺さったトゲは、なかなか自分では抜けないんです。抜こうともがけばもがくほど、深く刺さってしまう。がんばって、がんばりすぎて、ヘトヘトになって、自分を見失ってしまう。それが「心のトゲ」の怖いところです。

苦しい時、ふっと力を抜いて、あえてがんばらない。マイナスの意味ではなく、自分を信じているから、未来を信じているから、今はがんばらない。いったん休んで、心と体を整えて、また歩き始めるための準備。
人生には上り坂も下り坂もあるし、曲がり道も落とし穴もあるし、平坦な道なんてまったくない。焦って進むには、あまりに長い道のりです。
本書が長い人生の、ほっと一息入れる休憩の椅子になってくれたら嬉しいです。

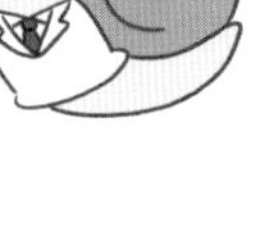

鹿《かの》目《め》将至《まさゆき》

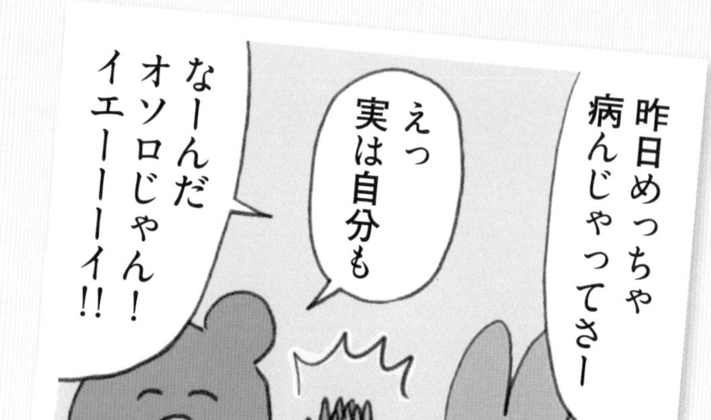
昨日めっちゃ病んじゃってさー
えっ実は自分も
なーんだオソロじゃん！イエーーーイ!!
パーン!!

おわりに

なにをやってもダメな日もあるよね。
やる気ないのに、今日も生きたからえらいね。

天気は悪いし
仕事は大変だし
何かとうるさい世の中だし

むしろ病むのは当然なのかも…！
そう思うくらいでいい。

自分は自分だし、
変わらずマイペースでいこう。

最後まで読んでいただき、
ありがとうございました〜!!

著者　なおにゃん

茨城県生まれ。大学卒業後、出版社に就職するも、気にしすぎる性格と合わない職場環境から、うつと適応障害を発症し休職する。2020年からメンタルに関するイラストの投稿をSNSで始めたところ反響を呼び、現在SNS総フォロワー数33万人超（2024年4月現在）に。著書に『うつ吸いイラスト帳』（永岡書店）、『今日も一歩も外に出なかったけどいい一日だった。』（KADOKAWA）などがある。昼寝と猫が好き。

監修　鹿目将至　かのめ・まさゆき

1989年、福島県郡山市生まれ。日本医科大学を卒業後、精神科医となる。現在は松崎病院（愛知県豊橋市）に勤務。2020年4月、総合情報サイト・プレジデントオンラインで発信した「激増中『コロナ鬱』を避けるための5つの予防法」がYahoo!ニュースのトップページに掲載され大きな反響を呼ぶ。著書に『1日誰とも話さなくても大丈夫』（双葉社）、『「もうもたない…」折れそうでも大丈夫』（青春出版社）がある。

STAFF

デザイン　上坊菜々子
校　正　長谷川万里絵
編集協力　大西華子

心がどんどんラクになる
がんばらない練習帳

2024年6月10日　第1刷発行

著　者　なおにゃん
監修者　鹿目将至
発行者　永岡純一
発行所　株式会社永岡書店
〒176-8518 東京都練馬区豊玉上1-7-14
代表03-3992-5155
編集03-3992-7191
DTP　編集室クルー
印刷・製本　クループリンティング

ISBN 978-4-522-44204-3 C0076

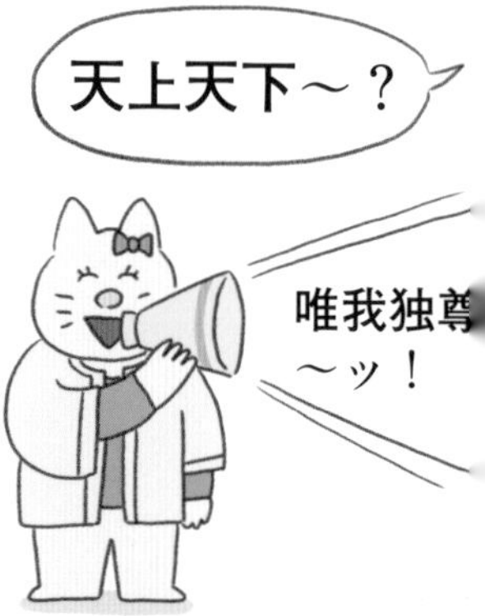